IMPFEN
DAS MÄRCHEN
VOM SCHUTZ

ENTSCHEIDEN
LEICHT GEMACHT

*Für meine Kinder und
alle nachfolgenden Generationen,
denen das Impfen dereinst ebenso
absurd erscheinen wird wie der
Ablasshandel der Kirche im Mittelalter.*

*Wenn dieses Buch nur ein einziges
Menschenleben lebenswerter macht, hat
sich das Schreiben gelohnt.*

Der Autor

Daniel Hasler startete nach seinem Mittelschulabschluss direkt ins Berufsleben und beendete seine erste berufliche Karriere im Alter von 36 Jahren als unzufriedener Manager eines Golfclubs und Geschäftsführer eines Heilbads.

* * * Lebens-Not-Wende * * *

Nach dieser Laufbahn vollzog er einen radikalen Kurswechsel und begann ein vierjähriges Vollzeitstudium der Homöopathie. Parallel zum Studium arbeitete er in Teilzeit als Betreuer von Schwer- und Schwerstbehinderten. Nach erfolgreichem Abschluss eröffnete er seine eigene Homöopathie-Praxis am heutigen Standort in Thusis. Parallel dazu absolvierte er eine dreijährige Ausbildung zum holistischen Heiler.

Eine enge freundschaftliche Beziehung verband ihn mit Anita Petek, der im Jahre 2010 verstorbenen Schweizer „Päpstin der Impfgegner". Sie war es, die ihn mit dem Thema Impfen infizierte. Im Rahmen seiner fortlaufenden Weiterbildung widmet der Autor dem Thema Impfen noch immer viel Zeit und Aufmerksamkeit und recherchiert weiterhin in zahllosen Studien, Berichten und Büchern über Wirkung und Nutzen von Impfungen.

Daniel Hasler ist verheiratet und Vater von vier nicht geimpften gesunden Kindern.

Disclaimer

Dieses Buch dient ausschließlich der Aufklärung und Information und spiegelt die Sichtweise des Autors wider. Möglicherweise stimmen die Inhalte dieses Buches nicht mit den aktuell vertretenen Ansichten der Naturwissenschaft überein.

Der Autor übernimmt keinerlei Verantwortung für Handlungen, die als Folge der Lektüre dieses Buches vorgenommen oder auf dieses Buch zurückgeführt werden könnten.

Bibliografische Information der Deutschen National-bibliothek:
Die Deutsche Nationalbibliothek verzeichnet diese Publikation in der Deutschen Nationalbibliografie; detaillierte bibliografische Daten sind im Internet über http://dnb.dnb.de abrufbar.

© 2015 Daniel Hasler

Herstellung und Verlag: BoD – Books on Demand

ISBN: 978-3-7347-9080-5

Inhalt

Alle, nur du nicht!

Zugegeben, ich beginne mit einer Unterstellung, wenn ich behaupte: „Alle wissen Bescheid übers Impfen, nur du nicht!"
Nicht nur dein Arzt und dein Homöopath wissen Bescheid, sondern auch deine Mutter. Die hat dich nämlich – wie lange ist das schon wieder her? – selber impfen lassen. Der Doktor hat die Spritze geholt, ein kleines Tröpfchen oben rausgedrückt, ein kleiner Pieks und schon vorbei. Halb so wild. Länger als ein paar Minuten hättest du nicht gebrüllt, hat Mama gesagt. Und die Schwellung sei nach ein paar Tagen schon wieder abgeklungen. Und immerhin lebst du noch. Wenn das mal kein Beweis dafür ist, dass Impfen gesund ist.

Und neulich hat Professor Soundso, einer dieser weltbekannten Immunologen, in einer TV-Sendung gegen die verantwortungslosen und uneinsichtigen Mitglieder der Gesellschaft gewettert, die den ganzen Impfschutz zunichtemachten, indem sie einfach *nicht* impften. Alle wissen Bescheid, nur du nicht?

Das wird sich gleich ändern.

Wenn jemand, dann DU!

B ist du Mutter oder wirst du's bald? Ich gratulie-
re dir! Du hast eine der schönsten und an-
spruchsvollsten Aufgaben der Welt vor oder
vielleicht teilweise bereits hinter dir.

Kaum etwas ist anspruchsvoller als das Schaffen
von optimalen Voraussetzungen, damit sich dein Kind
seiner Natur gemäß entwickeln kann. „Optimal" ist in
einer 3-Zimmer-Wohnung in der Stadt natürlich nicht
dasselbe wie auf dem Bauernhof außerhalb der
Stadt. Das verkompliziert die Sache.

Doch unabhängig davon, wo du wohnst und wie
du's letztendlich machst – irgendjemand wird dich
bestimmt kritisieren oder korrigieren. Du wirst möglicherweise überhäuft mit gutgemeinten, ungebete-
nen und einander widersprechenden Ratschlägen
und ein jeder wird sich anfühlen wie ein Schlag in die
Magengrube deiner mütterlichen Intuition. Willst du
dein Kind impfen lassen, ist's nicht recht, und wenn
du's nicht tust, erst recht nicht.

Mach dir bewusst: Selbst wenn du erst knapp
zwanzig Jahre alt bist und noch keine Ahnung hast,
was als Mutter alles auf dich zukommen wird:

Wenn jemand entscheiden muss, dann DU.

Selber-Denker

D er richtige Ratschlag zur richtigen Zeit mag hilfreich und erleichternd sein, doch die Folgen deiner Entscheidung werden immer an dir hängen bleiben!

Bevor du dieses Buch in die Hände gekriegt hast, wirst du dich vielleicht manchmal gefühlt haben wie eine Pinnwand: Jeder klebt einen Zettel dran mit einem wohlgemeinten Ratschlag und erwartet womöglich noch einen Dank für den Super-Tipp, der deinem Kind das Leben gerettet hat.

Daneben Zettel mit Empfehlung hier, Warnung dort, Nebenwirkung hier, Komplikation dort ..., das volle Programm. Was niemand ahnt – oder keinen interessiert: Für das Intensivstudium der Materie fehlt dir vermutlich a) die Zeit und b) das Interesse. Tatsache jedoch ist: Langweilige Statistiken, Fremdwörter à discrétion und endlose Theorien machen wenig Spaß und sind oft unverständlich. Da hättest du gleich Medizin studieren können.

Was du brauchst, ist eine Anleitung zum Selberdenken. Und die hältst du jetzt in der Hand. Selber denken beinhaltet allerdings Risiken und zieht zeitweilig unerwünschte Nebenwirkungen nach sich wie die Folgenden:

Häufig bis sehr häufig (mehr als 1 von 10):
Entscheidungsschwierigkeiten, alte Denkmuster werden hinterfragt, zementierte Sichtweisen beginnen zu

bröckeln, langjährig aufgebaute und gepflegte Überzeugungen werden über den Haufen geworfen und hinterlassen eine Lücke, die nicht gleich gefüllt werden kann.

Gelegentlich bis häufig (mehr als 1 von 100):
Die eigene Logik wird als hinderlich empfunden. Es besteht Unsicherheit darüber, ob man seiner Logik noch vertrauen kann oder nicht. Alte Freundschaften werden auf die Probe gestellt.

Selten bis sehr selten (weniger als 1 von 100):
Wutanfälle und Zornausbrüche, welche dem Gesellschaftssystem und/oder dem Kapitalismus[1] gelten, verschaffen sich Luft, hinterlassen jedoch kein Wohlgefühl.

Selber-Denker dürfen denken, was sie wollen. Auch das Gegenteil zur aktuellen Meinung. Ein mögliches Beispiel dazu:
- Viren und Bakterien sind keine Krankheitserreger, sondern Gesundheitserreger. Denn sie sind hier, um das Immunsystem dabei zu unterstützen, eine Krankheit aus dem Körper zu befördern *(ausbrechen zu lassen)*.
- Fieber dient dazu, den körperlichen Stoffwechsel anzukurbeln, damit alles, was nicht in den Körper gehört, nachhaltig und möglichst effektiv verarbeitet und ausgeschieden werden kann – durch

---

[1] Lat. capital = todeswürdiges Verbrechen

Schwitzen, Erbrechen, Durchfall, Hautausschlag und auf anderen Wegen.

- Antikörper dienen als Baupläne, damit das Immunsystem zu gegebener Zeit möglichst rasch und effizient die notwendigen und angemessenen Viren und Bakterien rekrutieren und/oder herstellen kann.
- Krankheit ist das Mittel der Wahl für den Körper, Gesundheit wiederherzustellen.
- Kinderkrankheiten sind keine ungerechte und gefährliche Strafe, sondern dienen dazu, das kindliche Immunsystem zu vervollkommnen und auf seine weiteren Aufgaben im Erwachsenenleben vorzubereiten.
- Krankheitssymptome werden als wertvolle Helfer hochgeschätzt, weil sie dem Menschen auf symbolische Art zeigen, wo das innere Ungleichgewicht liegt, damit Ursache von Krankheit erkannt und behoben werden kann.
- Alle Krankheit geschieht im Rahmen des Naturgesetzes und immer mit dem Ziel und dem Erhalt von Harmonie und Gesundheit.
- Doch plötzlich kommen da Menschen, welche diese Welt aus dem Gleichgewicht bringen wollen:
  - Gutwillige und wohlwollende Menschen werden nicht mehr nur ausgebildet zu Ärzten — aus ihnen werden Mediziner gemacht.
  - Mediziner haben nicht mehr den Menschen im Fokus sondern die Medizin. Sie lernen Medikamente kennen und Gerätschaften, Wirk-

stoffe und Maschinen, aber sie kennen den Menschen nicht mehr.

- Mediziner werden abhängig gemacht von Medikamenten, Informationen der Medikamentenhersteller, von teuren Maschinen und Angestellten. Für die Praxisräume gilt: Größer ist kompetenter und weißer ist gesünder.
- Geld wiegt plötzlich schwerer als Gesundheit. Krankheit muss sein, damit Medizin verkauft werden kann. Damit Mediziner leben können.
- Medizinern wird beigebracht, dass Schädliches gesund ist. Ihnen wird beigebracht, dass es gesund und hilfreich ist, wenn man kleinen Kindern Nervengifte, krebserregende Stoffe, Antibiotika, Virenbestandteile und andere Giftstoffe in den Körper spritzt.
- Und diese gutwilligen Menschen mit guten Absichten tun das auch. Vielleicht, weil sie ...
  - o manipuliert werden,
  - o es nicht besser wissen dürfen,
  - o scheinbar keine Alternative haben,
  - o aus Mangel an Erkenntnis handeln,
  - o nicht gelernt haben, selber zu denken,
  - o unterdessen vielleicht bereits an einem Mangel an moralischem Empfinden leiden oder – noch schlimmer:
  - o einfach gierig gemacht werden.

Selber denken = selber entscheiden.

Selber-Denker entscheiden selbst, was gedacht werden darf, was richtig und was falsch ist, was angemessen ist und was nicht. Es gibt keine äußere Autorität.

Der größte Gegenspieler eines Selber-Denkers wird seine eigene Logik sein. Logik ist im wortwörtlichen Sinn diabolisch. „Diaballein" ist Griechisch und bedeutet: „durcheinanderwerfen". Die Logik will und wird immer wieder alles durcheinanderwerfen.

Sie ist zuständig für Zweifel und Unsicherheit. Zweifel am eigenen Urteilsvermögen, an der Richtigkeit von Entscheidungen. Konsequenzen selbstverständlich „all inclusive".

Als Selber-Denker wirst du lernen, Fragen zu stellen, die dir bisher noch nicht in den Sinn gekommen sind. Blöde Fragen. Fragen, auf die dir niemand befriedigende Antworten geben kann:

- Wird ein Immunsystem durch Impfungen gestärkt?
- Werden geimpfte Menschen, die keine Kinderkrankheiten durchgemacht haben, im Laufe ihres Lebens weniger krank als Ungeimpfte?

  (Eine veröffentlichte Studie des deutschen Ärzteblattes[2] weist nach, dass viele Krankheiten bei geimpften Menschen häufiger auftreten, unter anderem Neurodermitis, Heu-

---

[2] http://www.zentrum-der-gesundheit.de/pdf/ungeimpfte-kinder-sind-gesuender-ia_03.pdf

schnupfen, Asthma, chronische Bronchitis, ADHS[3] oder Autismus.)

- Ist die Menschheit seit dem Beginn des Impfens insgesamt gesünder geworden? Oder anders gefragt: Sind die Gesundheitskosten seit Beginn des Impfens gesunken?
- Braucht es weniger Medikamente, seit mit dem Impfen begonnen wurde?
- Was für eine Rolle spielen Armut, Angst und Hygiene bei der Gesundheit?
- Falls Kinderkrankheiten abgenommen haben, welche anderen Krankheiten haben im Gegenzug zugenommen?

Selber zu denken und Fragen zu stellen, bedeutet nicht, seine Logik zu Grabe zu tragen. Du lernst nur, sie angemessen zu benutzen.

Selber denken:
Wenn nicht DU, wer dann?
Wenn nicht JETZT, wann dann?
Wenn nicht HIER, wo sonst?

---

[3] Aufmerksamkeitsdefizit- und Hyperaktivitätssyndrom, früher auch als POS (Psychoorganisches Syndrom) bekannt

Die Frage nach dem Motiv

In jedem Kriminalroman, den ich in meinem Leben gelesen habe *(hunderte)*, war die Frage nach dem Motiv zentral. Wer soll was aus welchem Grund tun oder getan haben?

Du brauchst keine Ausbildung zum Geheimagenten oder Privatdetektiv, um diese Frage stellen zu dürfen. Es ist eine gesunde Frage – die Antworten erhellen so manchen Vorgang in unserer Welt. Stelle also stets die Frage nach dem Motiv:

* Aus welchen Gründen könnte ein Arzt/Kinderarzt/Impfstoffhersteller dein Kind impfen wollen?

Wir unterstellen allen Beteiligten nur die besten Absichten und es gilt wie immer die Unschuldsvermutung. Denke selber weiter:

* Aus welchem Grund könnte ein Naturheilpraktiker/Homöopath dein Kind NICHT impfen wollen?

Lass uns die gleiche Frage an dich richten:

* Aus welchem Grund könntest du dein Kind impfen wollen?

Oder eben umgekehrt:

* Aus welchem Grund solltest du dein Kind NICHT impfen wollen?

Angst ist ein schlechtes Motiv

Angst ist Mangel an Vertrauen. Wer vertraut, hat keine Angst. Du würdest dieses Buch kaum in Händen halten, wenn du der herkömmlichen Medizin, der alternativen, komplementären Medizin oder dir selber vollumfänglich vertrauen würdest.

Wenn du Angst hast, lässt du andere vordenken, weil dir das Vertrauen fehlt. Dennoch bleibt ein Unbehagen.

Du bist unsicher.

Das Problem ist Unsicherheit

Die Sicherheit gehört den anderen. Die anonyme und sterile Sicherheit in Weiß verunsichert dich möglicherweise ebenso wie die Sicherheit der Gegenseite. Es ist immer die Sicherheit der anderen und nicht deine eigene. Was ist die Folge?

Die Folge ist Wankelmut.

Der Kinderarzt erzählt dir, wie richtig, wichtig, nützlich und notwendig Impfungen sind.

Du vertraust ihm.

Aber.

Deine beste Freundin erzählt dir, dass ihre Tante mit einem Medizinprofessor verheiratet sei und dass dieser genau Bescheid wisse, weil …, und so weiter und so fort.

Du vertraust ihr.

Aber.

Und was ist das Resultat?

Das Resultat ist Verantwortung

Unabhängig davon, wie und von wem du informiert worden bist – es geht darum, sich zu entscheiden und Verantwortung zu übernehmen.

Doch das tun wir Menschen höchst ungern. Wir übertragen die Verantwortung *(für unser Leben)* gern einem Kollektiv – oder versuchen es zumindest, frei nach dem Motto:

- Was brauche ich einen eigenen Geschmack, es gibt doch Mode?
- Was brauche ich eine eigene Meinung, es gibt doch Parteien?
- Was brauche ich einen eigenen Glauben, es gibt doch Religionen?
- Was brauche ich ein eigenes Gesundheitsbewusstsein, es gibt doch Medizin?

Auf dieser über Generationen gewachsenen und längst ins Unbewusste gerutschten Haltung begründet sich das menschliche Verhalten, welches stets der

Masse folgen und sich damit der eigenen Verantwortlichkeit entziehen will. In der unausgesprochenen Hoffnung, dass das große Kollektiv mit den Namen „man", „wir" oder „uns" dich anonym aufnimmt und versteckt, dir die Verantwortung abnimmt und dir Absolution erteilt.

Wenn alle dasselbe denken, wie „wir", wie kann es falsch sein? Schließlich leben „wir" alle noch und es scheint „uns" gut zu gehen, oder etwa nicht?

Die große Masse, der du dann *(möglicherweise ungern)* angehörst, folgt irgendwelchen Führern, deren Ziele sie nicht kennt, und rennt möglicherweise in ein Verderben, das sich als Gesundheitskonsum zu erkennen geben wird.

„Man" wundert sich über Übergewicht und konsumiert Diäten. „Wir" wundern „uns" über Krankheit und konsumieren Pillen und Medikamente. Der Wunsch nach Gesundheit und Sicherheit lässt „uns" Impfungen konsumieren – selbst wenn *du selbst* das gar nicht willst. Doch was geschieht, wenn du dem großen Kollektiv folgst: „Nlemand" *(auch das ist ein Name des großen Kollektivs)* übernimmt Verantwortung für die Gesundheit deiner Kinder. Kein Arzt, kein Homöopath, kein Pharmakonzern, kein Medikament, kein Beipackzettel, keine Impfung.

Kurz: Die Verantwortung bleibt an dir hängen. Immer. Hinzu kommt, dass Impfen ein höchst profitables Geschäft mit deiner Angst, deinem Wankelmut und deiner Unsicherheit ist. Eine Impfung vermittelt dir, Verantwortung für Gesundheit zu übernehmen und scheint dir Sicherheit zu bieten.

Sie wird dieses unausgesprochene Versprechen auf gar keinen Fall einhalten können.

Um dir deine Entscheidung zu erleichtern, verspricht dir deine Krankenkasse vermutlich die Übernahme der Impfkosten. Teilweise zumindest.

Wer hat ein Interesse daran, dass ...?
Wer hat Vorteile daraus, wenn ...?

Gesundheit heilen?

W ie soll man Gesundheit heilen können? An einem Auto ohne Defekt gibt es nichts zu reparieren. An einem gesunden Menschen gibt es nichts zu heilen.

„Man" hat dir beigebracht, dass dein Körper nur gesund bleibt, wenn du dir die an und für sich schädlichen Erreger einimpfen lässt. In abgeschwächter Form, inaktiviert oder abgetötet sogar, aber es handelt sich immer um den Erreger. „Alle" tun das. Als ob diese Aussage genügen würde, um die Unschädlichkeit dieses Vorgehens zu beweisen.

Vielleicht hilft es, diese Situation in Form einer mathematischen Gleichung zu betrachten:

> **Gesundheit**
> **+ Krankheitserreger (abgeschwächt)**
> **+ Antibiotika**
> **+ Gifte (teilweise „entgiftet")**
> **+ Zusatzstoffe (Stabilisatoren, Puffer, etc.)**
> ---
> **= noch mehr Gesundheit**

Jedem mittelmäßig mathematisch begabten Verstand fällt sofort auf, dass an dieser Gleichung etwas nicht stimmen kann. Gesundheit benötigt weder künstlich zugeführte Gifte noch Erreger, weder Antibiotika noch Zusatzstoffe.

Gesundheit ist ein Zustand frei von Angst und benötigt keine Impfung. Wenn es ein Gefühl von Angst gibt, ist es bereits kein Zustand von Gesundheit mehr. Und einem Organismus, dessen Steuerung nicht gesund ist, sollte man keine Impfung verabreichen. Es besteht die Gefahr, dass das Immunsystem dieses Systems nicht angemessen reagieren kann.

Deine Logik, dein Verstand rechnet dir immer die schlimmsten Szenarien aus. Das ist die Hauptaufgabe deines Verstands: Die Logik soll Berechnungen anstellen und vernünftige Schlussfolgerungen ziehen. Sie soll aus Erfahrungen lernen und ihre Berechnungen gegebenenfalls anpassen. Die Früchte deiner Logik sind deine Gedanken über all das, was passieren könnte und welche Folgen es haben könnte. Schenkst du deinen Gedanken Glauben, werden sie zu deinen Gefühlen – in diesem Fall: Angst.

Angst vor der Krankheit

Du hast Angst vor der Krankheit, weil du der Natur nicht ausreichend vertraust und den Sinn von Krankheit nicht in seiner Tiefe verstehst. Diese Angst bringt dich vielleicht irgendwann dazu, dein Kind doch noch zu impfen. Blöd nur, dass die Impfung nicht gegen Angst wirkt. Die hast du nämlich immer noch. Du fürchtest dich vor dieser Krankheit oder vor einer anderen. Vor den Komplikationen einer Krankheit oder den Nebenwirkungen einer Impfung.

Einige Nebenwirkungen von Medikamenten und Impfungen sind jeweils auf dem Beipackzettel aufgeführt. Dass du jedoch den Beipackzettel einer Impfung in die Hand bekommen wirst, ist, diplomatisch ausgedrückt, unüblich.

Die Informationen eines Beipackzettels privat nachzuschlagen, ist nicht in jedem Fall ganz einfach. Während früher das „Arzneimittelkompendium der Schweiz" jährlich neu in Schriftform aufgelegt wurde *(über 4000 Seiten stark)*, sind diese Informationen heute praktisch nur noch übers Internet abrufbar[4]. Zugänglich sind sie für akademische Fachpersonen sowie medizinisches Fachpersonal und Mitarbeiter von Institutionen mit medizinischer Ausrichtung. *(Als Homöopath mit 4-jährigem Vollzeitstudium, höherem Fachschulabschluss, eigener Praxis und Krankenkassenanerkennung besitze ich NICHT den Status einer medizinischen Fachperson.)*

Auf dieser Website werden *(fast)* alle handelsüblichen Medikamente aufgelistet – eine Art kollektiver Beipackzettel aller Medikamente.

Die Veröffentlichung von Medikamentendaten scheint jedoch für Pharmaunternehmen inzwischen freiwillig zu sein, denn nach der Klage eines Pharmaunternehmens wurde vom Bundesverwaltungsgericht[5] entschieden:

> *„... dass es keine ausreichende gesetzliche Grundlage gebe, Herstellerfirmen zu einer Publikation der Arzneimittelinformation im privatwirtschaftlich organisierten Kompendium zu zwingen."*

---

[4] www.compendium.ch
[5] Bundesverwaltungsgericht. C-6885/2008. Urteil vom 17. Juni. www.bvger.ch (Zugriff 12.10.2011). sowie: Schweizerische Ärztezeitung, 2012; 93:11, S. 429ff.

Einen Beipackzettel bekommst du in der Regel also nicht zu Gesicht. Der Kinderarzt zieht nach einer mehr oder weniger umfangreichen Aufklärung die Spritze und impft dein Kind kurz und hoffentlich schmerzarm. Dann werden Kind und Mutter beruhigt und entlassen mit Worten wie: „Das Schreien ist normal. Es kann eine lokale Schwellung an der Stichstelle geben mit etwas Rötung rundherum, aber das ist ein gutes Zeichen. Das bedeutet, dass eine Immunreaktion stattfindet ...“

Du verlässt die Arztpraxis in der Folge vielleicht mit einem mulmigen Gefühl im Bauch, weil du zugelassen hast, dass deinem Kind Schmerz zugefügt wurde.

Hoffentlich hat sich wenigstens deine Angst verflüchtigt.

Angst vor der Impfung

Im Grunde entscheidest du dich sowieso immer für das kleinere Übel. Die Angst vor der Impfung zwingt dich vielleicht in den Rückzug. Du vermeidest Arztbesuche, weil du Angst hast, dass das Thema Impfen wieder auf den Tisch kommt und dich der Arzt nachdrücklich über die *(aus seiner Sicht gefährlichen)* Folgen des Nichtimpfens aufklärt. In so einem Moment standhaft zu bleiben, ist schwierig und kostet Energie. Besonders, wenn du keinen blassen Dunst von der Materie hast und keine Gegenargumente abrufen kannst.

Wenn du nicht standhaft bleiben kannst, obwohl du dir das felsenfest vorgenommen hast, wird dein Kind wegen *deinem* schlechten Gewissen vielleicht doch irgendwann geimpft. Und sei es nur, um sozialen Erwartungen gerecht zu werden. Denn die Kontakte zu anderen Kindern bzw. Müttern könnten darunter leiden. Weil Mütter miteinander reden, wird das Thema Impfen zwangsläufig irgendwann auf den Tisch kommen und wenn du dich dazu bekennst, dass du dein Kind nicht hast impfen lassen – was werden die anderen von dir denken? Werden sie dich aus Angst vor einer Infektion gar meiden?

Hinzu kommt allenfalls Druck seitens der Schule, weil verlangt wird, dass alle Kinder geimpft sein müssen, weil das BAG[6], der Kantonsarzt oder irgendein Schulreglement das so vorschreibt, selbst wenn das gegen das Gesetz verstößt.

Es kann also durchaus schwierig sein, ein ungeimpftes Kind in die Gesellschaft zu integrieren, ohne als verantwortungslos hingestellt und unter Umständen sogar ausgeschlossen zu werden. Ein Konflikt, der leider oftmals auf dem Rücken *(Oberarm, Oberschenkel)* deines Kindes ausgetragen wird.

**Eine Entscheidung sollte
nicht auf Angst basieren.**

---

[6] Bundesamt für Gesundheit (CH)

PharmakoLOGIK

U nter Logik verstehen nicht alle Menschen zwangsläufig dasselbe. Unlogische Aussagen können sich manchmal sogar in Logik kleiden.

Die vier Aussagen der Schulmedizin[7]

Stell's dir bildlich so vor: Eine Impfung entspricht einem Aufkleber für dein Auto, auf welchem steht: **„Ich fahre unfallfrei!"** Folgende Szenarien sind möglich:

- Du bleibst OHNE Aufkleber unfallfrei.
  → *Das ist verantwortungslos und schieres Glück. Du bist unfallgefährdet und ein Risiko für alle anderen Verkehrsteilnehmer. Auch für alle Autos MIT einem Aufkleber.*
  → *Du solltest dringend einen Aufkleber anbringen.*
- Du bist jahrelang unfallfrei gefahren ohne Aufkleber. Nun bringst du einen Aufkleber an deinem Auto an und baust WEITERHIN KEINEN Unfall.
  → *Das ist verantwortungsvoll! Du bist nicht mehr unfallgefährdet. Der Aufkleber macht dich immun*

---

[7] Sinngemäß nach einer Aussage von Dr. med. August M. Zoebl, Autor des Buches: „Lesen Sie dieses Buch, bevor Sie Impfling!"

gegen Unfälle. Unfallfrei bist du von nun an wegen des Aufklebers.

→ *Es gilt die stillschweigende Annahme, dass du ohne Aufkleber in einen Unfall verwickelt würdest.*

- Du hast den Aufkleber vorschriftsgemäß an deinem Auto angebracht, doch der Aufkleber haftet nicht und fällt ab.

→ *Das ist kein Versagen des Aufklebers – DEIN AUTO ist ein „Aufkleberversager"!*

→ *Du solltest nochmals einen Aufkleber anbringen!*

- Du hast den Aufkleber vorschriftsgemäß angebracht und wirst TROTZDEM in einen Unfall verwickelt:

→ *Das ist zwar bedauerlich, hat aber nichts mit dem Aufkleber zu tun – DEIN AUTO ist ein „Aufkleberdurchbruch"! Das kann in Ausnahmefällen vorkommen ...*

Übertragen auf die Impfung:

- Du bleibst auf natürliche Weise gesund. OHNE Impfung.

→ *Das ist verantwortungslos und schieres Glück. Du bist gefährdet und gefährdest andere. Auch Geimpfte.*

→ *Du solltest dringend impfen!*

- Du bist jahrelang ohne Impfung gesund geblieben. Nun wirst du geimpft und bleibst MIT *(ich bin versucht, zu fragen: trotz?)* Impfung weiterhin gesund.

  → *Das ist verantwortungsvoll! Du bist nicht mehr krankheitsgefährdet. Die Impfung macht dich immun gegen die Krankheit. Gesund bist du von nun an nur noch wegen der Impfung!*

  → *Es gilt die stillschweigende Annahme, dass du ohne Impfung krank geworden wärst.*

  (Diese stillschweigende und unbeweisbare Annahme bildet die offizielle Grundlage für die Gesundheitsstatistiken von BAG[8] und BFS[9].)

- Du bist nach Vorschrift geimpft, aber DU produzierst zu wenig Antikörper nach der Impfung.

  → *Das ist kein Versagen der Impfung – DU bist ein „Impfversager"!*

  → *Du solltest nochmals impfen!*

- Du wirst TROTZ Impfung krank.

  → *Das ist zwar bedauerlich, hat aber nichts mit der Impfung zu tun – DU bist ein „Impfdurchbruch"! Das kann jedoch in Ausnahmefällen vorkommen ...*

---

[8] Schweizerisches Bundesamt für Gesundheit
[9] Schweizerisches Bundesamt für Statistik

Unlogik im Gewand der Logik ...

Auf natürliche Weise gesund zu bleiben ist also verantwortungslos und schieres Glück. Sich mit teilweise hochgiftigen Stoffen impfen zu lassen, ist dagegen ein Akt der Verantwortung und soll Gesunde noch gesünder machen.

Wie dem auch sei – im Krankheitsfall stehst du allein da. „Man" weist die Verantwortung von sich. „Wir" sind unschuldig, „uns" kann man nichts anhängen. Ärzte-Haftpflichtversicherungen, Beipackzettel mit Haftungsausschlüssen und gut bezahlte Rechtsanwälte von Unternehmen der Gesundheitsbranche sorgen dafür, dass es so bleibt.

Und dieses Vorgehen hat System: Denn jederzeit steht eine Armada von Medikamenten bereit, die „man" dir oder deinem Kind in einem solchen Fall verabreichen kann. „Man" verdient unversehens und ohne böse Absicht doppelt und dreifach Geld an dir. „Man" will ja nur das Beste von dir – äh für dich.

Gesundheit ist kein patentiertes und rechtlich geschütztes Produkt.

Gesundheit ist Normalzustand!

Erkenntnis ist die beste Impfung

K ennst du die Geschichte vom Mann, seinem Auto und dem Automechaniker?

Ein Mann kommt mit seinem Auto in die Garage und sagt zum Mechaniker: „Mein Auto hat vorne links eine Beule. Können Sie das bitte wieder richten?"

Der Mechaniker schaut sich die Beule an und sagt: „Kein Problem, das haben wir gleich!" Er nimmt seinen Hammer, beult die Karosserie aus, schleift den Lack ein bisschen ab und lackiert die reparierte Stelle mit neuer Farbe.

Der Mann bedankt sich, bezahlt und fährt weg.

Zwei Wochen später: ähnliche Situation, ähnliche Beule, ähnlicher Ablauf.

Dieses Szenario wiederholt sich von nun an regelmäßig alle 14 Tage, bis der Mann eines Tages vor die Garage fährt und eine Tafel an der Türe vorfindet: „Wegen Urlaub geschlossen."

Der Mann sucht den nächsten erreichbaren Mechaniker auf und landet bei einem „homöopathischen" Mechaniker. Dieser schaut sich die Beule an und beginnt den Fahrer zu befragen: „Wann ist das passiert? Wo? Wie? Warum? Zum wievielten Mal? ..."

Der Mann, wiewohl leicht irritiert über die Neugier des Mechanikers, antwortet geduldig, er will ja sein Auto bald repariert haben, und berichtet: „Gestern Abend ..., Heimweg ..., gegen Mitternacht ..., im Wald bei der Kurve ... dieser Baum, ... so alle zwei Wochen ..."

Der aufmerksame Mechaniker fragt den Fahrer: „Hatten Sie das Licht eingeschaltet?"

Antwort des Fahrers: „Äh, nein ..."

Der Mechaniker: „Dann erkläre ich Ihnen das mal, es ist relativ einfach:

1. *„Licht einschalten, ...*
2. *Hindernis erkennen, ...*
3. *ausweichen, ...*
4. *keine Beule, ...*
5. *nicht zum Mechaniker müssen.*

Alles klar? Gut. Machen wir uns an die Behebung des Schadens ..."

Der erste Mechaniker hat sich auch nach mehreren Anläufen immer nur um das Symptom *(Beule)* gekümmert und sich keinen Deut um die Ursache geschert. Warum auch, er verdient ja jedes Mal gutes Geld, wenn jemand mit einer Beule kommt.

Außerdem hat er ja alles, was er benötigt, um eine Beule zu beheben – wozu also mehr Aufwand betreiben? Noch dazu: Die Versicherung bezahlt ja ...

Der zweite Mechaniker hat aufgrund der Beule *(des Symptoms)* Fragen gestellt und dann mit seinem Vorgehen nicht nur das Auto behandelt, sondern den Fahrer gleich mit. Er hat mit seiner Vorgehensweise den Fahrer zu einer Erkenntnis gebracht und so zukünftige Beulen verhindert. Die Erkenntnis des Fahrers ist also eine Art Impfung. Ohne Giftstoffe, ohne Nadeln und ohne unerwünschte Nebenwirkungen.

Erkenntnis ist die beste Impfung!

Kinderkrankheiten – wozu?

Wer erinnert sich an eine Kindheit, in der Kinderkrankheiten nicht nur erlaubt, sondern geradezu erwünscht waren? Man durfte fiebern und schwitzen, erbrechen und Durchfall haben – sogar Hautausschläge waren erlaubt!

Doch weil „man" es halt so machte, wurde auch ich geimpft. In bester Erinnerung ist mir die Polioimpfung *(Kinderlähmung)*. Da fuhr ein Bus vor die Schule und wir Schüler durften den Unterricht für die Zeit der Schluckimpfung unterbrechen. Was für ein Fest! Wir hätten uns zweimal am Tag impfen lassen, nur um aus dem Schulzimmer zu kommen und im Bus einen Zuckerwürfel mit dieser braunen Flüssigkeit abzuholen. Der schmeckte zwar etwas komisch, aber immerhin: Es war Zucker und wir hatten keinen Unterricht während dieser Zeit. DAS war Marketing! Mit welch schönen Erinnerungen werden diese Kinder in zwanzig Jahren von Impfungen schwärmen!

Welche weiteren Impfungen ich erhalten habe, weiß ich nicht mehr. Aber ich kann mich noch bestens an den Mumps *(Ziegenpeter)* erinnern. Wie ich mit Schmerzen in den Spiegel schaute. Tränen liefen mir über die dicken Backen und ich ging schluchzend zurück ins Bett, wo ich beschloss: Niemand darf mich je wieder anschauen!

Als im gleichen Haus nur zwei Stockwerke tiefer bei einem Nachbarsjungen die Masern ausbrachen *(ja genau, sie „brechen aus" wie aus einem Gefängnis und dann sind sie draußen)*, wurde ich eingeladen, mit ihm zu spielen. Für uns machte es keinen Unterschied, ob krank oder gesund, wir hatten beide unseren Spaß – und ich meine Masern.

Unsere Mütter wussten noch von ihren Müttern und Großmüttern, dass das Durchleiden einer Kinderkrankheit einen Entwicklungsschritt nach sich zieht. Fremdwörter wie „Immunsystem" interessierten sie nicht. Unter einem weißen Blutkörperchen konnten sie sich ebenso wenig vorstellen wie unter einem Virus. Sie hatten weder das eine noch das andere je zu Gesicht bekommen.

Sie konnten keine medizinische oder naturwissenschaftliche Begründung liefern, aber die Erfahrung bestätigte von Generation zu Generation: Zu einer Kindheit gehören Kinderkrankheiten.

Die Mütter von damals wussten, dass es leichtere und schwerere Formen von Kinderkrankheiten gab. Da brauchten die Kinder ganz besonders viel Zuwendung. Dazu viel zu trinken und noch mehr Schlaf. Und wenn das Fieber zurückging, blieben sie noch drei Tage zu Hause. Nach draußen gehen durften sie nicht und drinnen bleiben war qualvoll bis zum Wahnsinn. In meiner Erinnerung war das mindestens genauso schlimm wie die Krankheit selber.

In meiner Kindheit wurde nur in Ausnahmefällen Fieber gemessen. Mutter schaute mir in die Augen, legte die Hand in den Nacken und auf die Stirn und sagte: „Heute bleibst du zu Hause." Mit der Schule war das damals noch vereinbar, der Lerndruck war noch nicht so hoch wie heute. Wenn es richtig heiß wurde, kam sie mit einem kühlenden Waschlappen und legte ihn mir auf die Stirn oder auf den Unterarm, bis sich das Fieber wieder etwas beruhigte. Manchmal gab es einen Wadenwickel oder Essigsöcklein.

Medikamente gab es selten. Nur an Schmerzmittel und Antibiotika gegen die vielen Mittelohrentzündungen, die ich hatte, erinnere ich mich. Aber da gibt es niemandem etwas vorzuwerfen. Meine Mutter hat immer in der besten Absicht und nach bestem Wissen und Gewissen gehandelt.

Warum war man damals noch scharf darauf, Kinderkrankheiten durchzumachen?

Betrachte eine Kinderkrankheit als eine Art Zwischenprüfung für das Immunsystem. Wenn das Immunsystem einen gewissen Entwicklungsstand erreicht hat, wird ein Reifegrad abgeschlossen. Dieser braucht nicht wiederholt zu werden, deshalb ist man danach immun gegen diese Krankheit.

Ist die kindliche Entwicklung des Immunsystems abgeschlossen, braucht es keine Kinderkrankheiten mehr. Es sollte dann befähigt sein, angemessen auf spätere Krankheiten zu reagieren und selbstständig mit ihnen fertigzuwerden.

Dabei ist die Reihenfolge von Kinderkrankheiten nicht absolut. Natürlich gibt es häufige Reihenfolgen, das Immunsystem ist jedoch so individuell wie der Mensch. Der eine lernt zuerst rechnen, der andere lesen, schreiben, zeichnen ...

Warum „darf" man heute keine Kinderkrankheiten mehr durchmachen?

- Krankheit ist falsch.
- Gesundheit ist richtig.
- Viren, Bakterien und Mikroben sind die Bösen.
- Impfungen und Medikamente sind die Guten.

Diese Grundhaltung wurde und wird uns von Kind an eingeimpft *(sorry – mir fällt kein besseres Wort ein)*. Kein Kind soll leiden müssen unter bösen Viren und gemeingefährlichen Krankheiten. DEIN Kind muss geschützt werden. ALLE Kinder müssen geschützt werden, sonst schützt der Schutz nicht.

„WIR haben den richtigen Schutz für dein Kind!" Werbeplakate oder halb- und ganzseitige Anzeigen in Zeitschriften fordern dich auf, dein Kind zu beschützen vor unberechenbaren und krankmachenden Viren, vor hinterlistigen Erregern und gemeinem Dreck.

Weiße Wände und Böden, weiße Kittel und Hosen, alles ist weiß. Selbst die Zähne der Krankenschwester sind übernatürlich weiß, denn weiß ist sauber und sauber ist gesund.

Unbestritten: Ein gewisses Maß an Hygiene ist der Gesundheit nachgewiesenermaßen zuträglich. Mehr noch: Neben dem Rückgang von Krieg, Angst und Armut sind verbesserte hygienische Verhältnisse die Hauptursache für den Rückgang von Krankheiten überhaupt.

Trotzdem braucht der Körper die Möglichkeit, sich mit seiner natürlichen Umgebung auseinanderzusetzen. Mit „natürliche Umgebung" meine ich nicht weißes Hemd und Wimperntusche, synthetische Socken und Mikrowelle, Smartphone und blaues Duschgel. Mit „natürliche Umgebung" meine ich Feld, Wald, Wiese, Busch, Bach und See – alles andere als steril und doch unser natürliches Zuhause.

Kinder sollen dreckig werden, sollen probieren dürfen, wie Sand schmeckt und sich eine Blume auf der Zunge zergehen lassen. Sie sollen die Gelegenheit ergreifen dürfen, sich eine Fangopackung aus Gartenschlamm zu verpassen und einmal Gras zwischen den Zähnen zermalmen, weil sie eine Kuh gesehen haben, die das ebenso macht. Sie werden selber auf die Idee kommen, zerkautes Gras wieder auszuspucken und selber merken, dass das Wasser aus der Pfütze nicht gleich schmeckt wie das Wasser aus der Quelle oder aus dem Wasserhahn. Trotzdem ist dieses natürliche kindliche Verhalten die nahezu perfekte Impfung gegen viele Krankheiten für fast jedes Kind. Das menschliche Immunsystem ist nicht eingerichtet auf eine sterile Umgebung. Es will von der Natur gefordert und gefördert werden. Kinder machen das instinktiv und automatisch richtig.

Ein Zuviel an Hygiene ist schädlicher als eine natürliche Dosis Dreck.

Ich bin kein blinder, unkritischer Anhänger der Schulmedizin, das ist dir längst klargeworden.

Ich werde dir jetzt etwas sehr Persönliches über mich erzählen: Ich leide seit meinem vierzigsten Altersjahr an Epilepsie. Wie angeschossen fiel ich beim ersten Anfall zu Boden. Als ich im Spital erwachte, eröffnete man mir, dass ich einen epileptischen Anfall, einen „Grand mal" gehabt hätte. Sie bezeichneten es als „idiopathische, sekundäre, frontotemporale Epilepsie". (→ Idiopathisch = unklare Herkunft; sekundär = als Folge von irgendetwas; fronto- = vorne; temporal = seitlich; Epilepsie = Fallsucht.

Übersetzung: „Wir wissen auch nicht, was los ist, aber Sie hatten einen Kurzschluss im Gehirn und sind auf die Schnauze gefallen.")

Zu meinem Glück hat sich herausgestellt, dass sich die Anfälle (mit einer einzigen Ausnahme) immer in der Nacht und während des Schlafs ereignen. Während eines Anfalls bin ich stets bewusstlos und Vorzeichen eines Anfalls, eine sogenannte „Aura", gibt es bei mir nicht. Deswegen beeindruckt mich diese Krankheit nicht übermäßig. Meine Partnerin hat daran deutlich mehr zu beißen als ich. Interessant ist, dass der Beginn meiner Epilepsie unter homöopathischer Konstitutionstherapie stattfand – ein für mich bis heute unerklärlicher Widerspruch.

Die ersten Versuche sowohl mit Homöopathika als auch mit Antiepileptika verliefen erfolglos: Weder Anfallsdauer noch -intervalle veränderten sich. Die besten mir bekannten Homöopathen versuchten sich an mir – mit bescheidenem Erfolg, wenn ich das so sagen darf, ohne jemanden zu verletzen. Heute, acht Jahre oder rund 100 Anfälle später, hat sich das Intervall bei etwa zwei- bis viermal jährlich eingependelt und die Intensität der Anfälle ist um Welten schwächer. Das habe ich nicht allein der Homöopathie zu verdanken, auch wenn ich das gern behaupten würde. Die Schulmedizin hat einen wesentlichen Teil zur Linderung beigetragen und dafür bin ich dankbar. Ich behaupte, dem Homöopathen in mir wurde auf diese Weise auch ein bisschen Demut beigebracht.

Nicht zuletzt aus diesem Grund will ich für die herkömmliche Medizin eine Lanze brechen. Denn selbst wenn vieles aus dem Lot ist, darf nicht vergessen werden, wie segensreich die Schulmedizin in vielen Bereichen ist oder sein kann:

- Eine Operation ohne Anästhesie? Nein danke!
- Mit einem Globuli einen Knochenbruch heilen? Vergiss es.
- Eine Herztransplantation durch Globuli ersetzen? Witz lass nach.
- Auf die ganze Notfall- und Intensivmedizin verzichten? Kein Gedanke!

Wichtig ist, dass nicht nur Ärzte, sondern auch Therapeuten stets darauf achten, sich selbst und ihre Therapiemethode nicht zu überschätzen oder als alleingültig zu betrachten, denn sonst kann es schnell einmal vorkommen, dass die Tradition des hippokratischen Eides, „primum non nocere" *(„zunächst einmal nicht schaden")*, hinfällig wird.

**Therapiemethoden sollten sich nicht
gegenseitig konkurrenzieren.
Sie sollten einander ergänzen.**

Alles zu seiner Zeit.

Das gesunde Immunsystem

D amit sich das Immunsystem deines Kindes normal entwickeln kann, braucht es zu Beginn ein wenig Hilfe von außen. Während der Schwangerschaft werden über die Plazenta Hilfs- und Schutzstoffe auf das Embryo übertragen. Das wird als „Nestschutz" bezeichnet.

Durch das Stillen werden die mütterlichen Hilfs- und Schutzstoffe auch nach der Geburt weiter auf das Kind übertragen und bilden so die optimale Grundlage für die Entwicklung seines Immunsystems.

Wurdest du als Elternteil in deiner Kindheit GESTILLT UND NICHT GEIMPFT, so erfüllst du die besten Voraussetzungen, einen optimalen Nestschutz an dein Kind weiterzugeben. Noch besser wäre der Nestschutz, wenn du als Mutter selber alle Kinderkrankheiten durchgemacht hättest.

Wurdest du als Kind indes GEIMPFT UND NICHT GESTILLT, so wird der von dir beigesteuerte Nestschutz geringer ausfallen. Und jede Kinderkrankheit, die du nicht durchgemacht hast, verhindert die Weitergabe der entsprechenden Antikörper an deine Kinder.

Die Natur kann glücklicherweise vieles kompensieren und deshalb gibt es nicht *keinen* Nestschutz. Die empfindliche Übergangszeit vom Säugling zum Kleinkind kann infolgedessen einfach nicht optimal überbrückt werden.

Werden deine Kinder und die Kinder der neuen Generation jetzt wiederum geimpft, so wird das Immunsystem in dieser Familie mit jeder Generation schwächer und die Krankheitsanfälligkeit steigt von Generation zu Generation.

Die Gesellschaft wird also kränker und kränker, während uns weisgemacht wird, dass mehr Impfungen, noch bessere Antibiotika und neue Medikamente uns gesünder machen würden. Das Ausbleiben von Krankheit wird mit Gesundheit gleichgesetzt – ein gefährlicher Irrtum! Noch gefährlicher ist fast nur der Irrtum, dass spätere Krankheiten nichts mit früheren Heilmaßnahmen *(sprich: Unterdrückungen)* zu tun haben.

Klassisches Beispiel: Ein Hautausschlag wird symptomatisch behandelt. Wird das Ventil „Haut" wiederholt daran gehindert, seine *(Atmungs-)*Funktion auszuüben, so verschiebt sich die Symptomatik später häufig in Richtung Heuschnupfen. Wird auch dieser wiederholt symptomatisch therapiert, kann sich zu einem späteren Zeitpunkt Asthma entwickeln. Diese Reihenfolge ist der Schulmedizin bestens bekannt, sie bringt aber die Zusammenhänge zwischen Hautausschlag, Heuschnupfen und Asthma nicht in Zusammenhang mit der vorangegangenen medikamentösen Behandlung.

Allen drei Diagnosen gemeinsam ist, dass es sich mit Haut, Nase und Lunge um Atmungsorgane handelt. Durch die medikamentöse *(in diesem Beispiel unterdrückende)* Behandlung wurde das Ventil der Atmung von der Oberfläche in die Tiefe verschoben, wo Gefährlichkeit und körperliche Einschränkung zunehmen.

Aus diesem Grund ist es so enorm wichtig, zuerst zu verstehen, WARUM ein Symptom erscheint, bevor man es behandelt. Genauso wie es entscheidend ist, zu wissen, dass fließende Symptome weniger gefährlich sind als stauende und blockierende.

Die Blut-Hirn-Schranke

Die sogenannte Blut-Hirn-Schranke ist eine sensible Barriere des Immunsystems, welche verhindern soll, dass das empfindliche Gehirn mit nervenschädigenden Substanzen in Kontakt kommt. Bis dieser hochempfindliche Schutzmechanismus aufgebaut ist, dauert es nach der Geburt rund drei Jahre.

Exakt in diesem sensiblen Zeitabschnitt empfiehlt das Schweizer Bundesamt für Gesundheit (BAG) bereits ab dem zweiten Lebensmonat nachfolgende Impfungen[10]:

Alter	Impfungen	Anzahl
2 Monate	DTP/HiB/IPV	= 5 Impfungen
4 Monate	DTP/HiB/IPV	= 5 Impfungen
6 Monate	DTP/HiB/IPV	= 5 Impfungen
12 Monate	MMR	= 3 Impfungen
15–24 Monate	DTP/HiB/IPV MMR	= 8 Impfungen

[10] Suchbegriffe bei google.de: Impfplan + 2015 + BAG
(→ *2015 durch aktuelle Jahreszahl ersetzen*)

Bedeutungen

DTP	Diphtherie Tetanus Pertussis	Echter Krupp Wundstarrkrampf Keuchhusten
HiB	Haemophilus influenzae B	Bakterielle Erkran- kung der oberen Atemwege
IPV	Inaktivierte Poliomyelitis- Vakzine	Kinderlähmung
MMR	Mumps Masern Röteln	Ziegenpeter Morbilli Rubella

Das macht nach Adam Riese 26 Impfungen in den ersten 24 Monaten des Lebens!

Damit das Immunsystem seine vielfältigen Arbeiten sinngemäß erlernen und wahrnehmen kann, sollte es möglichst in Ruhe gelassen werden. Eine Impfung unterstützt das Immunsystem nicht beim Aufbau eines natürlichen Schutzes, sie verhindert im Gegenteil die normale Entwicklung des Immunsystems. Eine Impfung bringt Fremd- und Giftstoffe in den Körper, die auf natürliche Weise nie oder nie in solch hoher Konzentration in den Körper gelangen und teilweise auch nicht wieder biologisch abgebaut werden können. Doch aufgepasst: Die Giftstoffe in den Impfstoffen sind nur eine Seite der Medaille. Es gibt noch eine andere Seite: Ist das Immunsystem durch unnatürliche Impfstoffe vorgeschädigt, wird dadurch der gesamte Organismus anfälliger für Krankheiten. Das vergiftete Immunsystem kann nicht mehr seiner Natur gemäß reagieren und kann Krankheiten, die im Körper schlummern, nicht mehr wirksam und nachhaltig zum Ausbruch verhelfen.

Kinderkrankheiten, die NICHT durchgemacht werden, schwächen das Immunsystem eines Kindes für den Rest seines Lebens. Und das der nachfolgenden Generationen dazu, weil kein optimaler Nestschutz weitergegeben werden kann.

- Ungeimpfte, die keine Kinderkrankheit durchgemacht haben, können keine entsprechenden Antikörper weitergeben.
- Geimpfte, die keine Kinderkrankheit durchgemacht haben, können nur Antikörper gegen das abgetötete oder abgeschwächte Impfvirus weitergeben.

Ob und falls ja, WIE sich spätere Krankheiten im Einzelfall äußern werden, lässt sich nicht im Detail vorhersagen, weil sie auf der Basis einer höheren Ordnung stets den individuell passendsten Weg einschlagen. Genetik *(Vererbungslehre)*, Miasmatik *(Ursachenlehre der chronischen Krankheiten)*, Lebensumstände, Lebensweise und unzählige andere Faktoren beeinflussen den Weg jeder Erkrankung zusätzlich.

Viren, Bakterien, Immunsystem, Kinderkrankheiten, Nestschutz, Gesundheit und Langzeitschäden – alles hängt auf höchst komplexe Art und Weise zusammen. Gleichzeitig hat alles seinen tieferen Sinn.

Nur weil wir diesen nicht verstehen, heißt es noch lange nicht, dass es diesen Sinn nicht gibt. Klar scheint:

- Eine auf natürliche Weise durchgemachte Kinderkrankheit hinterlässt einen natürlichen Immunschutz.

- Eine durch Impfung verhinderte Kinderkrankheit hinterlässt keinen natürlichen Immunschutz und verhindert die Weitergabe von natürlichen Antikörpern. Die nachfolgende Generation erhält über den Nestschutz Antikörper von abgeschwächten oder abgetöteten Erregern, die in der Natur so gar nicht vorkommen.

- Eine Kinderkrankheit, die ohne Intervention NICHT auftritt, kann zweierlei bedeuten:

  o Der Immunschutz ist dank gutem Nestschutz so hoch, dass die Kinderkrankheit unbemerkt abläuft oder gar nicht in Erscheinung tritt.

  o Das Immunsystem ist bereits derart geschwächt, dass es einer Kinderkrankheit nicht mehr zum Ausbruch verhelfen kann.

**Selberdenker unterscheiden
natürliche Kunst von künstlicher Natur.**

Viren, Bakterien & Co.

Viren besitzen – im Gegensatz zu Bakterien – keinen eigenen Stoffwechsel. Deshalb benötigen sie fremde lebendige Zellen, um sich zu vermehren, sogenannte „Wirtszellen". Ein solcher „Wirt" ändert mit dem Befall durch das Virus seine Funktion und mutiert zur Virusfabrik. Bestimmte Virustypen benötigen bestimmte Wirtszellen. Viren befallen also nicht wahllos alle Körperzellen.

Wenn eine Wirtszelle zur Virusfabrik umfunktioniert wurde, kann diese ihre normalen Funktionen nicht mehr ausüben und es kommt zu Krankheitssymptomen. Doch was für eine Funktion haben Viren tatsächlich? Darauf haben Pharmakologie und Medizin keine klaren Antworten. Es heißt einfach: Viren sind fremde Eindringlinge, die man vernichten muss, weil der Mensch sonst krank wird.

Viren aus ganzheitlicher Sicht

Stell dir vor, da ist ein Haus *(Körper)*. Dieses Haus hat einen Eigentümer und das bist du *(Seele)*. Nun ist der Hausbesitzer seit längerer Zeit ziemlich überlastet mit Arbeit, Familie, Verantwortung, der Erfüllung von Erwartungen und anderem *(das ist die eigentliche Krankheit)*. Er hat die Pflege seines Hauses deshalb ziemlich vernachlässigt. Das Haus ist schmutzig, an vielen Orten liegen Abfälle und Essensreste herum – Dinge die nicht ins Haus gehören *(das sind die Krank-*

45

heitssymptome). Die Essensreste *(nehmen wir für diesen Fall Käsestücklein und Getreideflocken)* rufen Mäuse *(Viren)* auf den Plan. Die waren vielleicht vorher schon da, waren jedoch kein Problem, solange sie in einem recht sauberen Haus unauffällig die selten liegen gebliebenen Essensreste entsorgten. Die Mäuse werden von den Getreideflocken und Käsestücklein natürlich magisch angezogen und vollführen einen Freudentanz wegen der Nahrung, die ihnen da sozusagen auf dem Silbertablett dargeboten wird. Und wo Nahrung im Überfluss vorhanden ist, vermehren sich Mäuse, weil Mäuse sich halt vermehren.

Was dann passiert, kannst du dir ausrechnen: Es gibt immer mehr Mäuse und das beginnt den Hausbesitzer zu stören. Noch beginnt er vielleicht nicht damit, die Abfälle in seinem Haus selber wegzuräumen. Wahrscheinlicher ist es, dass er die Mäuse als das eigentliche Problem betrachtet und sich überlegt, wie er die wohl beseitigen könnte. Denn noch hat er den Zusammenhang zwischen seinem Lebensrhythmus, dem verdreckten Haus und den Mäusen nicht hergestellt.

Er erhält Unterstützung von seinem extrem intelligenten Haus. Sein Haus, eines der evolutionär neuesten Bauart, kann selbstständig auf derartige Situationen reagieren. Es verfügt über ein Selbsterhaltungs- und Selbstreinigungsprogramm der neuesten Generation: *ein Immunsystem.* Dieses tritt jetzt in Aktion und reagiert passend zur Situation.

Zuerst schaltet das Selbsterhaltungsprogramm auf Erkennungsmodus und versucht herauszufinden, was nicht in das Haus gehört *(Mäuse).* Dann muss das

Selbstreinigungsprogramm herausfinden, was diese Mäuse angelockt hat, damit dieser „Mäusemagnet" *(Käsestücklein und Getreideflocken)* entfernt werden kann. Hat das Selbstreinigungsprogramm *(Immunsystem)* die Mäuse *(Viren)* erkannt, muss es jetzt herausfinden und entscheiden, welche Reaktion am besten zum Problem passt. Intelligent, wie es ist, stellt das Programm fest, dass es nicht viel bringt, hungrige Mäuse zu fangen, weil diese ja den „Dreck" im Haus noch nicht komplett gefressen haben. Es erfindet deshalb *(oder entscheidet sich für die Herstellung von)* Mausefallen, die nur satte Mäuse fangen. Und jetzt beginnt die eigentliche Arbeit: Die unsichtbaren, integrierten Helfer des Hauses beginnen fieberhaft mit der Herstellung von Mausefallen für satte Mäuse und stellen diese an geeigneten Orten im Haus auf.

Zur selben Zeit wird der Hausbesitzer mit einigem Nachdruck dazu aufgefordert, seine Energie ebenfalls in die Reinigung des Hauses zu leiten, so dass diesem keine Energie mehr bleibt, seinen alltäglichen Verpflichtungen nachzugehen *(er wird „flach gelegt", wird „krank")*. Da er so stark mithelfen muss bei dieser Arbeit, wird er erschöpft sein und möglicherweise auch Schmerzen verspüren von der ungewohnten und anstrengenden Arbeit.

In dieser hochaktiven Phase wird die Energie des Hauses auf die Wiederherstellung des optimalen Zustandes *(Gesundheit)* fokussiert. Die hungrigen Mäuse lässt man fressen und die vollgefressenen Mäuse werden gefangen und zusammen mit den Mausefallen entsorgt, das heißt über verschiedene Kanäle aus dem Haus befördert. Sie werden aus dem

Fenster geschmissen *(Hautausschlag)*, die Kanalisation hinuntergespült *(Durchfall)*, vor die Tür gestellt *(Erbrechen)* oder im Kaminfeuer verbrannt *(Schwitzen)* ... All das geschieht, um den ursprünglichen Zustand der Ordnung *(Gesundheit)* wiederherzustellen.

Ist die ganze Drecksarbeit erledigt – Mäuse, Mausefallen und Essensreste sind beseitigt, so wechselt das Haus wieder in den Alltagsmodus. Der Hausbesitzer wird wieder seinen üblichen Tätigkeiten nachgehen können. Und er ist um eine Erfahrung reicher, die ihn – hoffentlich – zukünftig das Haus in besserem Zustand halten lässt.

Im nunmehr wieder sauberen Haus gibt es keine Nahrung mehr für Mäuse, deshalb werden diese ihre Vermehrung selbstständig einstellen und sich aus dem Haus zurückziehen. Auch ohne weitere Mausefallen. Das Selbsterhaltungsprogramm *(Immunsystem)* fügt seinen Fähigkeiten eine neue hinzu: Nämlich, wie es am schnellsten erkennt, dass Mäuse im Haus sind, wie es hungrige von satten Mäusen unterscheidet und wie es am schnellsten Mausefallen produziert, die nur satte Mäuse fangen, damit die Unordnung im Haus auch gleich mitbeseitigt wird. Diese Erinnerung wird in einem Buch niedergeschrieben und der hausinternen Bibliothek hinzugefügt. Der Titel dieses Buches heißt „Antikörper" und das zugehörige Kapitel: „Antikörper gegen Mäuse".

Ist jetzt diese Bibliothek gefüllt mit Büchern, die nicht gelesen werden können, weil sie in einer Fremdsprache geschrieben sind *(unverständliche Impfsprache)*, so wird das Selbsterhaltungs- und Reinigungsprogramm möglicherweise in gewissen Situationen nicht angemessen reagieren können, weil es das Buch nicht versteht. Entsprechend wird es in einem zukünftigen Krankheitsfall schwieriger werden, angemessen zu reagieren.

So weit, so gut. Wenn du dieses Beispiel verstanden hast, erfinde bitte geistreiche Fragen dazu. Möglicherweise möchtest du wissen:

- Sind Mäuse *(Viren)* die wahren Bösewichte?
- Sind Mäuse *(Viren)* schuld daran, dass Essensreste herumliegen *(dass es Krankheitsymptome gibt)*?
  - o Wenn nein, wie können dann Viren Ursache von Krankheit sein?
  - o Wenn ja, warum stellten sie dann *vorher* kein Problem dar?
- Was passiert, wenn ich nur die Mäuse bekämpfe und mich nicht um den Dreck kümmere? *(... wenn ich nur Fieber senke und Medikamente nehme, mich aber nicht um die Ursache meines inneren Ungleichgewichts kümmere?)*
- Ist es geistreich, tote oder abgeschwächte Mäuse in ein Haus zu werfen *(zu impfen)*, um eine ungewisse Unordnung in einer ungewissen Zukunft zu beseitigen? *(... wenn ich noch nicht abschätzen kann, welche Art von Abfall das nächste Mal im Haus herumliegen wird?)*
- Wenn plötzlich überall tote Mäuse *(Impfstoff)* herumliegen – muss das Haus nun Katzen *(stär-*

kere Viren) aufbieten, um die neue Unordnung *(andere Krankheitssymptome)* zu beseitigen?

- Wenn eine zukünftige Unordnung aus Salatblättern *(anderen Krankheitssymptomen)* bestehen würde: Mutierten die Mäuse *(Viren)* dann zu Schnecken *(zu anderen Viren oder gar zu Bakterien)*?
- Würden aus Mausefallen dann automatisch Schneckenfallen?
- ...

Viren und Bakterien – neu definiert

Der Wirkmechanismus von Viren *(Bakterien und dergleichen)* entspricht eigentlich einer Reinigung, denn Krankheit dient dazu, das ursprüngliche Gleichgewicht *(Gesundheit)* wiederherzustellen. Du weißt jedoch noch immer nicht, was ein Virus ist. Du hast nur die Analogie zur Maus kennengelernt. Gehen wir nun einen Schritt weiter:

Ich bin vor langer Zeit zu der Überzeugung gelangt, dass es nichts im Leben gibt, das nicht einen tieferen Sinn besäße, auch wenn sich mir dieser noch nicht eröffnet hat. Warum sollte das nicht auch auf Viren und Bakterien zutreffen? Wenn von „Unkraut" oder „Schädlingen" die Rede ist, so hat man zweifellos deren Nutzwert noch nicht erkannt. Ich persönlich wende diese Sichtweise auch auf Viren, Bakterien und andere Mikroben an.

Doch schauen wir uns einmal an, wie es aussehen könnte, wenn ein Virus sich selbst dazu äußern würde:

Liebe Du, lieber Du!

Ich sag's ganz unverblümt und grad heraus: Ich bin ein Virus. Bitte hab jetzt keine Angst vor mir, das wäre unangebracht. Ich weiß, du hast mich noch nie selber gesehen, denn ich bin unglaublich klein. Und wenn du glaubst, mich gesehen zu haben, dann höchstens mithilfe eines Rasterelektronenmikroskops. Gesehen hast du dabei nur meine Hülle, die dir nichts über meinen Inhalt, über meine tatsächliche Aufgabe verrät.

Im wirklichen Sinne bin ich nämlich eine Art Brief. Genau – betrachte mich als Brief, den du unbedingt lesen solltest. Wenn ich nicht zum ersten Mal zu dir komme, dann solltest du mich noch viel dringender lesen, denn dann bin ich eine Art Mahnung.

Nur weil dieser Brief die Überschrift „Virus" trägt, heißt das noch lange nicht, dass er ungelesen vernichtet oder zerstört werden sollte. Die Menschen heute werden dahingehend instruiert, dass das ungebetene Erscheinen eines Briefes mit der Überschrift „Virus" Grund genug ist, ihn ungelesen zu vernichten. Fertig – aus – Schluss – Amen.

Doch in mir ist eine Botschaft. Ich habe dir etwas mitzuteilen: Es gibt in deinem Leben ein aktuelles Thema, dem du unbedingt deine Aufmerksamkeit schenken solltest. Vielleicht ist es ein Thema, das dir bereits bekannt ist. Aber mit Sicherheit bestimmen kannst du das nur, wenn du die „Vatersprache", die uralte Sprache der Symbolik verstehst. Es ist eine weltumspannende Sprache, die einstmals überall auf der Erde verstanden wurde. In Schulen und an Universitäten wird diese Sprache längst nicht mehr gelehrt. Doch glücklicherweise gibt es noch immer Menschen, die mich kennen und verstehen.

Natürlich ist es kein Zufall, dass die Worte Symptom und Symbol ähnlich klingen: Beide entstammen dem Griechischen (einer wertvollen „Muttersprache") und bestehen aus den Wortteilen „syn" = zusammen, „ptoma" = Fall und „bolus" = Wurf, Schuss.

Als Virus-Brief bin ich für dich eine Art Schuss (vor den Bug), der dir aufzeigen will, dass in deinem Leben etwas zusammenfällt und wo du den Hebel ansetzen solltest, um wieder gesund zu werden.

Und ich fordere dich ganz unmissverständlich auf, JETZT damit anzufangen, weil JETZT immer (der beste Zeitpunkt) ist. Ich habe nämlich ein vitales Interesse daran, dass es dir gut geht.

Herzlich grüßt
Ein Virus

P.S: Dein Unterbewusstsein ist ein enger Freund von mir. Ich soll dir liebe Grüsse ausrichten und dir mitteilen, dass es Bescheid weiß.

P.P.S: Dein Unterbewusstsein kann nur und wird immer FÜR dich arbeiten, das ist seine Aufgabe.

Das Unterbewusstsein versucht also über einen Virus Kontakt zum Bewusstsein herzustellen, um auf einen Missstand hinzuweisen oder ein aktuell anstehendes Thema ins Bewusstsein zu rufen.

Nun gibt es natürlich Briefe mit unterschiedlichem Inhalt *(verschiedene Viren oder Bakterien)*. Es gibt Standardbriefe an Kinder, die dazu auffordern, das Training seines Immunsystems fortzusetzen oder in Teilbereichen abzuschließen. Mögliche Auswirkungen davon: jede beliebige Kinderkrankheit, was aus Sicht der Natur halt notwendig ist. Interessant ist, dass immer wenn eine solche Krankheit ausbricht, auch der entsprechende Brief – das entsprechende Virus – nachgewiesen wird.

In anderen Fällen werden Mahnungen an Jugendliche oder Erwachsene verschickt, um auf ein Thema oder eine Aufgabe aufmerksam zu machen, damit die körperliche, seelische und/oder spirituelle Entwicklung weiterhin einen optimalen Verlauf nehmen kann.

Unter Zuhilfenahme dieser Sichtweise wird plötzlich verständlich und erklärbar, weshalb:

a) ... es verschiedene Krankheiten gibt,

b) ... nicht alle Menschen dieselben Krankheiten durchmachen müssen *(auch Kinderkrankheiten nicht)*,

c) ... gewisse Viren sich verändern können,

d) ... Menschen, die ihre „Hausaufgaben gemacht haben", scheinbar immun sind gegen gewisse Krankheiten, selbst wenn die Krankheit als hochansteckend gilt.

e) ... das Immunsystem nicht nur für Heilungsprozesse zuständig ist, sondern auch für den Ausbruch von Krankheiten und die Zustellung der „internen Post".

f) ... es so wichtig ist, das Grundthema herauszufinden. Nämlich um die Krankheit ursächlich zu verstehen und sie erst dann zu behandeln – falls sich dies dann noch als notwendig erweisen sollte.

Impfungen werden gänzlich überflüssig, wenn du eine höhere Sichtweise eingenommen hast. Du durchschaust **das Märchen vom Schutz** und erkennst nun, dass Impfungen ...

a) Themen verdrängen, unterdrücken und möglicherweise in eine ungünstigere Lebenszeit verschieben,

b) ein intelligentes, natürliches und sinnvolles Entwicklungsprogramm unterbrechen oder gar zerstören,

c) dazu dienen, sinnvolle, liebevoll verfasste Mitteilungen und Mahnungen ungelesen zu vernichten in der Erwartung, dass der Absender die Angelegenheit damit wohl auf sich beruhen lassen werde. (*... und falls nicht, schicke ich ihm ebenfalls Mahnungen in Form von Medikamenten – wir werden ja sehen, wer stärker ist!*)

Mit diesem komplett neuen Verständnis von Viren, Bakterien & Co. erscheinen selbst Terror-Krankheiten wie Ebola in ganz anderem Licht. Falls du keinen Bezug zum Grundthema der Krankheit hast, wird dein Immunsystem keine Wirtszelle herrichten, um die Virusproduktion zu unterstützen. Wenn ein Virus keine entsprechende Wirtszelle vorfindet, ist eine Infektion nicht möglich ... Du stellst fest, dass du durch die Veränderung deiner Sichtweise (*eine Folge deines Selber-Denkens*) die ganze Welt verändern kannst.

Du betrachtest Viren, Bakterien & Co. nicht mehr als URSACHE von Krankheit, sondern als FOLGE von Krankheit und als unverzichtbare Helfer bei der Heilung. Aus dieser Sicht werden Impfungen noch überflüssiger, als sie es ohnehin schon sind.

Gleichbleibende Viren

Es gibt Viren, die scheinen sich über die Jahrzehnte und Jahrhunderte nicht verändert zu haben wie beispielsweise Mumps-, Masern- und Rötelnviren. Von Viren begleitete Krankheiten, welche sich nicht verändern und stets bei gleichen Gelegenheiten und gleichen Personengruppen oder in ähnlichen Altersklassen auftreten, deuten darauf hin, dass es ein gemeinsames Thema gibt, das in einem gewissen Lebensabschnitt bearbeitet werden will. Kinderkrankheiten sind hier einzugliedern.

Mutierende Viren

Andere Viren dagegen mutieren von Jahr zu Jahr, so dass jährlich neue Impfstoffe entwickelt werden müssen, so etwa beim Grippevirus. Mutierende Viren weisen auf sich verändernde Lebensthemen und -Aufgaben hin. Am Beispiel der Grippeviren kann besonders deutlich nachvollzogen werden: „Richtiger Schutz" ist jedes Jahr anders und es gibt Dutzende Subtypen, welche sich nur in Kleinigkeiten unterscheiden. Dabei verhält es sich wie beim Schlüssel-Schloss-Prinzip: Passt der Schlüssel *(Impfung)* nicht zum Schloss *(Krankheit)*, so öffnet sich das Tor *(zur Gesundheit)* nicht.

Um die Infektionskrankheit mit dem Namen „Grippe" oder „Influenza" besser zu verstehen, greift man am besten auf die Wortherkunft zurück:

- „**Grippe**" stammt aus dem französischsprachigen Raum und wird abgeleitet von „être grippé", was so viel bedeutet wie „**ergriffen sein**".
- „**Influenza**", das medizinische Wort für Grippe, stammt aus dem Lateinischen, ist aber auch im Englischen „influence" vertreten. Die Wortbedeutung ist: „**Einfluss**", „**Beeinflussung**".

Wer also von einem Einfluss übermäßig ergriffen wird oder sich beeinflussen lässt, ist anfällig für eine Grippe. Die Grippesaison dauert in den europäischen Breitengraden meist etwa von November bis April und fällt damit in die nasskalte Jahreszeit. Doch Kälte und Nässe sind nicht die einzigen Einflüsse, denen wir Menschen ausgesetzt sind – bevorstehende Festtage, Jahresabschlüsse, Neuanfänge und familiäre Angelegenheiten haben ebenso einen großen Einfluss auf uns Menschen in dieser Jahreszeit.

Hauptthema der Grippe ist „Beeinflussbarkeit". Wer unerwünschten Einflüssen ausgesetzt ist und sich gegenüber diesen Einflüssen *(seelisch/psychisch)* nicht abgrenzen kann, neigt dazu, an einer Grippe zu erkranken. Und da es viele Einflüsse gibt, von denen wir ergriffen werden können, gibt es einige Dutzend Subtypen dieser Krankheit. Besonderen Bekanntheitsgrad erlangten in den letzten Jahren insbesondere Vogelgrippe und Schweinegrippe. Verstanden wurden diese Krankheiten bislang nicht. „Man" konzentrierte sich darauf, Medikamente und Impfungen zu entwickeln, solange die Angst der Menschen noch aktiv war. Auch wenn sich im Nachhinein herausgestellt hat, dass sowohl das Medikament „Tami-

irgendwas" als auch die Impfung günstigstenfalls unwirksam waren.

Noch ist kein Silberstreifen am Horizont, welcher Anlass zur Hoffnung gibt, dass Krankheiten in Zukunft zuerst verstanden werden, bevor man sie behandelt. Umso wichtiger ist es, selber denken zu lernen.

Seitens eines bekannten Impfstoffherstellers heißt es: „... Impfstoffe sind biologische Produkte, die, verglichen mit traditionellen pharmazeutischen Produkten, viel längere Produktionszyklen (von sechs bis 22 Monaten) benötigen ..." Und weiter: „... Ein wichtiger Prozess in der Herstellung sind die Qualitätskontrollen, die zwischen 60 und 70 Prozent der Gesamtproduktionszeit für eine Impfstoffcharge beanspruchen ..."[11]

Es dauert also sechs bis 22 Monate, bis man herausgefunden hat, wie man einen Körper daran hindert, eine Botschaft auszuliefern, oder wie diese Botschaft ungelesen vernichtet werden kann.

In Fällen von großer Gefährlichkeit *(= wichtige Botschaft)* oder in Zeiten von Epidemien und Pandemien *(= ein Thema, das viele Menschen gleichzeitig betrifft)* kann ein beschleunigtes Zulassungsverfahren beantragt werden, welches nur noch etwa sechs Monate dauert. Dabei wird nicht *(nur)* die Forschungsphase abgekürzt, sondern vor allem die Testphase, die ja etwa 60 bis 70 Prozent der Gesamtproduktionszeit in Anspruch nimmt. Dass ein Impfstoff an

---

[11] Quelle: Website von sanofi pasteur MSD,
http://www.spmsd.de/impfstoffe/impfstoffherstellung/

Sicherheit einbüßt, weil er nicht genügend getestet werden kann, ist naheliegend. Gleichzeitig sind sechs Monate erfahrungsgemäß eine ausreichende Zeitspanne, um in Medienberichten, TV-Sendungen, Zeitungsartikeln, Fachjournalen, Internetforen und über andere Kanäle die Information zu verbreiten, dass der Mensch ANGST HABEN MUSS vor einer Krankheit. „Man" skizziert furchterregende Szenarien, präsentiert Bilder von Intensivstationen in überfüllten Spitälern, reißt Kommentare aus dem Zusammenhang und fertig ist die Hysterie – der Rubel rollt. Die Vogelgrippe 2005, die Schweinegrippe 2009 und Ebola 2015 sind Zeitzeugen für die Wirksamkeit dieses Angst-Marketings.

Furcht einzuflössen war und ist noch immer ein probates Mittel, um ein Produkt an den Mann/die Frau zu bringen, das niemand haben will – ich nenne das „Angst-Marketing". Gleichzeitig ist es nicht einfach, im Sinne einer größeren Gemeinschaft zu handeln, wenn viele Menschen sterben. Die Ansprüche der Menschen kollidieren dann mit den Aufgaben und dem Profitdenken der Pharmaindustrie. Diesen Konflikt zu lösen, ist eine der Herausforderungen der Gegenwart und der Zukunft, die es zu bewältigen gilt.

Inzwischen gilt aus Sicht der Medizin nach wie vor: Krankheit ist gefährlich und muss entfernt werden, damit Gesundheit wieder hervorkommen kann.

Aus einer ganzheitlicheren Perspektive kann man den Standpunkt einnehmen, dass Krankheit das Mittel der Wahl ist, um bewusster zu werden, Nicht-zum-Körper-Gehörendes auszuscheiden und Gesundheit wiederherzustellen. Auf dass die tiefere Ursache der Krankheit individuell verstanden wird.

Wer sich mit einer Krankheit infiziert, hat auf irgendeine Art und Weise einen persönlichen Bezug zum dahinterliegenden Thema und ist aufgefordert, diesen zu erkennen und sich damit auseinanderzusetzen.

Handelt es sich um eine epidemische oder gar pandemische Verbreitung eines Erregers, so kommen nicht nur individuelle, sondern auch kollektive Themen zum Tragen. Im Falle einer Pest im Mittelalter waren dies nicht zuletzt die hygienischen Verhältnisse.

Wer sich nicht infiziert, hat keinen direkten Bezug zum Kernthema der Krankheit und ist demzufolge immun. Daraus kann man schließen, dass die Gesundgebliebenen der Pest-Epidemie ihrer eigenen körperlichen Hygiene mehr Aufmerksamkeit geschenkt haben. Das mag zwar eine Hypothese sein, besitzt aber als solche genauso viel Wert wie jede andere auch.

Klar ist dennoch: Impfungen wirken. Im Guten wie im Schlechten. Klar ebenfalls: Impfungen können Krankheiten zum Teil am Ausbrechen hindern. Klar ist zudem: Impfungen können nicht schützen vor der Konfrontation mit seinen eigenen Lebensthemen. Impfungen können die Konfrontation auf einen späteren *(ungünstigeren, gefährlicheren)* Zeitpunkt verschieben, das Thema verdrängen oder unterdrücken. Die Natur wird allerdings Mittel und Wege finden, das Thema wieder an die Oberfläche zu bringen. So oder so.

Impfen schützt.
Die Erde ist eine Scheibe.

Fieber? Hilfe!

D as Thema Fieber ist hier aufgeführt, weil Fieber häufig als Reaktion auf eine Impfung vorkommt. Fieber wird in der traditionellen Medizin nicht immer richtig verstanden. Einverstanden erklären kann ich mich mit der Ansicht:

- Nicht überall, wo Krankheit ist, ist Fieber.
- Aber überall, wo Fieber ist, ist Krankheit.

Mit den daraus gezogenen Rückschlüssen hingegen habe ich meine liebe Mühe:

- Rückschluss 1: Fieber ist gleichzusetzen mit Krankheit.
- Rückschluss 2: Krankheit ist unerwünscht, deshalb ist Fieber ebenfalls unerwünscht.
- Rückschluss 3: Wenn Fieber weggeht *(gesenkt wird)*, geht Krankheit weg.

Auf dieser *(leider falschen)* Argumentation basiert die Handlungsweise, Fieber zu senken. Wenn ein Arzt die Aussage macht: „Fieber ist kein schlechtes Zeichen, sondern nur ein Hinweis, dass das Immunsystem gesund ist und reagiert ...", dann stimme ich ihm zu. Ein gesundes Immunsystem reagiert auf Fremdstoffe. Auch auf solche, die weder natürlich noch notwendig sind. Wenn ein Immunsystem NICHT auf eine Impfung reagiert, kann das unterschiedlich interpretiert

werden: entweder als Hinweis auf ein gut funktionierendes Immunsystem, das seine Arbeit im Hintergrund planmäßig verrichtet und keine offensicht-
lichen Symptome erzeugen muss, oder als Anzeichen
für eine bereits eingeschränkte Funktion des Immunsystems, welches nicht mehr angemessen reagieren
kann.

Das „lokale Fieber" – die Entzündung

Eine Entzündung dient dazu, den Fokus der Lebenskraft und des Immunsystems dorthin zu richten, wo
Heilung stattfinden soll. Wenn du schon einmal Entzündung hattest, dann erinnerst du dich an Rötung,
Überwärmung, Schwellung und Schmerz sowie an
eine gewisse Funktionseinschränkung. Das sind die
klassischen Anzeichen einer Entzündung.

- **Die Rötung** weist auf die gesteigerte Durchblutung hin, die zum Zeitpunkt der Entzündung ge-
  braucht wird. Mehr Blut wird benötigt, weil
  weiße Blutkörperchen und viele andere Bestand-
  teile, welche am Heilungsprozess beteiligt sind,
  möglichst rasch und in großer Zahl an den Ort des
  Geschehens transportiert werden müssen, um
  dort ihre unverzichtbare Arbeit zu verrichten.
- **Die Überwärmung** kommt von der gesteigerten
  Durchblutung und dem erhöhten lokalen Stoffwechselumsatz.
- **Die Schwellung** zeugt von der Bildung lokaler
  Gewebehormone sowie der Ansammlung von

Gewebeflüssigkeit und Wundsekret. Der dadurch entstehende Druck führt zu Schmerzen.

- **Schmerz** hat mehrere Funktionen: Er dient als Warnsignal, ist aber auch Zeichen dafür, dass der Heilungsprozess einsetzt oder bereits im Gang ist. Zudem ist Schmerz ein Hinweis darauf, wohin die Lebenskraft, die Lebensenergie gerade fokussiert wird.
- **Die Funktionseinschränkung** ist eine direkte Folge der vorangegangenen vier Prozesse.

Das „globale Fieber" – die „Ganz-Körper-Entzündung"

Ist der gesamte Körper „entzündet", spricht man von Fieber. Mit jedem Temperaturgrad mehr verdoppelt sich der Stoffwechselumsatz. Mit 38° Fieber ist der Stoffwechselumsatz doppelt so hoch wie bei 37°; mit 39° vervierfacht und bei 40° gar verachtfacht. Dieser hohe Stoffwechselumsatz kostet viel Energie, die dem kranken Menschen dafür in anderer Form nicht zur Verfügung steht. Der Kranke wird müde und braucht viel Schlaf. Schwitzen kann ein Symptom dieser Anstrengung sein und Substanzen, die nicht in den Körper gehören, können zeitgleich über den Schweiß ausgeschieden werden.

Als Stoffwechsel bezeichnet man die Verarbeitung von erwünschten und unerwünschten Substanzen im Körper. Die zugeführten Substanzen *(Nahrung, Flüssigkeit, Drogen, Medikamente, Gifte, ...)* werden analysiert und unterteilt nach dem Motto:

„Die Guten ins Kröpfchen, die Schlechten ins Töpfchen." Was vom Körper verwertbar ist, wird aufgenommen und in Energie umgewandelt. Was nicht in den Körper gehört oder nicht verwertet werden kann, wird so bald als möglich unschädlich gemacht und ausgeschieden. Kann das nicht im Rahmen der normalen Umstände geschehen, muss der Stoffwechselumsatz erhöht werden und der Körper erzeugt Fieber. Wird die erforderliche Temperatur für den benötigten Stoffwechselumsatz nicht erreicht, so erzeugt der Körper Wärme durch Zittern – Schüttelfrost setzt ein; man wird wärmebedürftig und braucht eine Decke oder eine Bettflasche. Dann holt sich der Körper die benötigte Wärme auf diesem Weg.

Fieber ist eine Heilreaktion des Körpers.
Auch wenn es nach einer Impfung auftritt.

Zu hohes Fieber entspricht überschießenden Heilbemühungen des Körpers. Diese können die Körpertemperatur in Extremfällen so weit in die Höhe treiben, dass es gefährlich wird und ein Kreislaufkollaps eintritt. In so einem Fall ist es natürlich sinnvoll, das Fieber teilweise zu senken, um nicht an den eigenen Heilbemühungen zugrunde zu gehen. *(Stets im Bewusstsein, dass die Abwesenheit von Symptomen nicht dasselbe ist wie Heilung.)* Nach einem gesenkten Fieber ist es umso wichtiger, den Ursachen für die Krankheit auf den Grund zu gehen und diese anzugehen. Möglich, dass dein Arzt oder Apotheker dafür nicht die richtige Ansprechperson ist.

Im Normalfall genügt es, Fieber- und Krankheits-verlauf zu beobachten und dem eigenen Willen zu helfen nicht ständig nachzugeben. Helfen zu wollen ist Ausdruck unserer anerzogenen Sichtweise, dass Krankheit böse ist und verhindert werden muss.

Geduld ist – diese Erfahrung habe ich als vierfacher Vater und Homöopath immer wieder gemacht – der beste Heiler. Auch wenn man nur zu gern eingreifen würde, um das Leiden zu lindern, besonders wenn es um die eigenen Kinder geht! Die besten und unbezahlbaren Heilmittel heißen Zeit und Zuwendung. Daneben vertraue ich auf alte Hausmittel und kann so den Medikamentenkonsum auf ein absolutes Minimum reduzieren. Meine Kinder fehlen in der Schule so gut wie nie. Kein Kind war in einem Schuljahr mehr als drei Tage krank – wenn überhaupt.

Unsere vier Kinder sind nicht geimpft. Gar nicht. Meine Frau ist diplomierte Pflegefachfrau Intensivmedizin und hat über 15 Jahre Erfahrung auf der medizinischen Intensivstation. Sowohl bei Erwachsenen als auch bei Kindern *(Neonatologie)*. Sie unterstützt das Nicht-Impfen und eine Arbeitskollegin von ihr stellt nüchtern fest: „Die am schlechtesten durchgeimpfte Personengruppe sind Ärzte und Krankenschwestern." Komisch – dabei haben doch gerade diese Personen den engsten Kontakt zu kranken Menschen und müssten sich theoretisch am häufigsten infizieren … Allein an Hygienemaßnahmen kann es nicht liegen, dass Ärzte und Krankenschwestern gesund bleiben. Wenn ein Neuzugang kommt, weiß man in der Regel nicht, welchen „Krankheitserreger" er mitschleppt und was seine Angehörigen und Besucher mitbringen, die bereits zuvor mit ihm zusammen waren, bevor er ins Spital kam.

Oder begegnen Ihnen im Spital außerhalb von Operationssaal und Intensivstation alle Spitalangestellten mit Atemschutzmaske und Vollschutzanzug?

Auf ein homöopathisches Mittel greife ich in der Regel dann zurück, wenn ich merke, dass die Anstrengungen des Körpers Unterstützung brauchen. Um das festzustellen, braucht es meist eine Beobachtungsphase, also Geduld. Wenn ich in dieser Zeit anhand der Symptome feststellen kann, dass der Heilungsprozess problemlos in die richtige Richtung verläuft, ist das Immunsystem stark genug und braucht meine Hilfe nicht. Merke ich, dass dies nicht der Fall ist, unterstütze ich die Lebenskraft mit einem homöopathischen Impuls.

Fragen dazu richtest du am besten an einen klassisch arbeitenden Homöopathen oder Naturheilpraktiker deines Vertrauens.

**Krankheit ist das Mittel der Wahl,
um Gesundheit wiederherzustellen.**

**Krankheit macht gesund.
Indem sie ausbricht und
dadurch den Körper verlässt.**

Die Infektionstheorie

I mpfungen gibt es gegen ansteckende, infektiöse Krankheiten. Unter einer Infektion versteht man „... das Eindringen eines Krankheitserregers in den Körper ...". So die herkömmliche Definition. Dabei kann es sich um Viren, Bakterien, Pilze, Sporen und andere Mikrolebewesen handeln. Bei diesen handelt es sich im Grunde – wie bereits erwähnt – um Gesundheitserreger. Es sind die unentbehrlichen Helfer unseres körpereigenen Immunsystems *(Selbstreinigungs- und Selbsterhaltungsprogramms),* die sich mit der Unordnung im Haus *(den Krankheitssymptomen)* auseinandersetzen.

Als 2009 die Schweinegrippe die Welt heimsuchte, behandelte ich in meiner homöopathischen Praxis mehrere diagnostizierte Fälle dieser Krankheit. Ohne Maske, ohne Handschuhe und ohne Desinfektionsmittel. Ich schüttelte ihnen die Hand, umarmte eine infizierte Freundin sogar – Küsschen links, Küsschen rechts –, angesteckt habe ich mich nicht. Wenn diese Krankheit so ansteckend gewesen wäre, wie man der Bevölkerung weismachen will, hätte man keinen Einkaufswagen mehr schieben, keinen Halteknopf im Bus mehr drücken dürfen. Geld hätte man am allerwenigsten berühren dürfen!

Ginge es nach der über 100-jährigen, heute noch aktuellen Infektionstheorie, hätte ich eigentlich erkranken müssen, denn der Erreger verursacht ja die

Krankheit, wenn es nach der heutigen Infektionstheorie geht.

Eine Nicht-Erkrankung *(oder auch Hunderte, Tausende, Abermillionen Nicht-Erkrankungen)* ist für die Medizin noch immer kein Anlass, sich selber bzw. ihre Infektionstheorie zu hinterfragen, im Gegenteil, man biegt sich die Theorie einfach so zurecht, bis das Gesamtbild wieder stimmt.

Als Louis Pasteur, der französische Chemiker und Begründer der Mikrobiologie, im Jahr 1880 durch Versuche an Hühnern eher zufällig eine Impfung gegen die Geflügelcholera entwickelte und seine unvollständigen und voreilig gezogenen Schlüsse der Fachwelt präsentierte, ahnte er noch nicht, dass er mit seiner Theorie – der heute noch angewendeten Infektionstheorie – die Grundlage für ein Milliardengeschäft legen würde. Er widerrief seine Theorie allerdings noch auf dem Sterbebett und stimmte seinem langjährigen Kontrahenten Antoine Béchamp zu, der erkannte: **„Die Mikrobe ist nichts – das Milieu ist alles."** Unglücklicherweise war es zu spät – die falsche Theorie bestimmt bis heute das Denken der Medizin. Selbst wenn bereits damals erkannt wurde:

Nicht der Erreger bestimmt die Krankheit.
Die Krankheit bestimmt den Erreger.

Impfen – Misshandlung von Gesundheit

Denke geistreich. Macht es Sinn, dein Kind zu infizieren, wenn du nicht weißt, ob dein Kind sich jemals infizieren wird?

Wenn du wüsstest, dass eine natürliche Infektion dein Kind für den Rest seines Lebens stärken würde, würdest du ihm diese Stärkung vorenthalten wollen? Wenn du wüsstest, dass eine künstliche Infektion dein Kind für den Rest seines Lebens schwächen würde, würdest du es dieser Schwächung aussetzen? Wenn du diese Art der Betrachtungsweise verstehst, verstehst du alles.

- Es geht NICHT um Verurteilung oder Anklage.
- Es geht um die Fähigkeit der bewussten Betrachtung.
- Es geht um die Fähigkeit zur Unterscheidung, ob etwas funktioniert oder nicht.
- Es geht um den Mut, selber zu denken und zu handeln.

Impfungen versuchen Krankheiten zu behandeln, die es für dein Kind vielleicht niemals geben wird. Um dich zum Impfen zu bringen, wird davon ausgegangen, dass dein Kind diese Krankheit NOCH nicht hat. Dabei wird dir die absolute Erwartungshaltung vermittelt, dass dein Kind diese Krankheit ZWEIFELLOS BEKOMMEN WIRD, falls es nicht geimpft wird.

Als Vergleichswert wird eine unhaltbare Behauptung herangezogen: „*Dank* den Impfungen ist diese oder jene Krankheit schon fast ausgerottet!" Wer's nicht besser weiß, glaubt's. Kann nicht anders.

Auf dieser Basis besteht die Legitimation, gesunde Kinder mit schadstoffhaltigen Impfungen mit Krankheiten zu infizieren.

Impfen ist Misshandlung von Gesundheit.

Kranksein gesetzlich verboten

Wusstest du, dass sich Länder wie Deutschland, die Schweiz[12] und Österreich gegenüber der Weltgesundheitsorganisation WHO verpflichtet haben, die Masern bis 2015 auszurotten? Das Ziel ist nicht erreicht worden, deshalb wird das Ziel neu auf 2018 angepeilt.

Wär's nicht lächerlich, müsste man weinen. Die WHO will der Natur verbieten, Krankheit geschehen zu lassen. Wow. Dafür hätte sie definitiv den Nobelpreis für Realsatire verdient. Ganze Nationen sollen sich dazu verpflichten, chemische Stoffe in Kinderkörper zu spritzen, um der Natur zu beweisen, dass das Geschöpf den Schöpfer übertrumpfen kann. Die „WHOhltäter" glauben allen Ernstes an die Erreichbarkeit und den Nutzen dieses Ziels. Den Nobelpreis für Hochmut gibt's gratis dazu.

Es ist seit Langem bekannt, dass Fledermäuse[13] und gewisse Nagetiere Träger sind von sehr vielen Krankheitserregern, die auf den Menschen übertragbar sind. Solange ein solch großes und unübersichtliches Erregerreservoir besteht, wird es unmöglich bleiben, eine Krankheit auszurotten, deren wahren Hintergrund die Wissenschaft noch nicht einmal ansatzweise verstanden hat.

---

[12] http://www.bag.admin.ch/impfinformation/10428/
[13] http://impformation.org/de/blog/wissenschaft/eine_ausrottung_von_masern_ist_unmoeglich/2015-03-02/55/

In Australien war das Parlament im Jahr 2015 damit beschäftigt, über ein Gesetz zu entscheiden, impfunwilligen Eltern die Kinderzulagen zu streichen[14] – es soll per 1. Januar 2016 in Kraft treten. Das ist Erpressung oder finanzielle Gewaltanwendung. „Keine Impfung? Kein Geld!" Demokratie? Diktatur!

Eine Masernerkrankung mit Todesfolge in Deutschland[15] im ersten Quartal 2015 wurde durch die Massenmedien genüsslich und pietätlos ausgeschlachtet. Nun sterben aber jeden Tag Menschen an Infektionskrankheiten – warum wurde ausgerechnet dieses Kind herausgepickt? Selbst das Staatsfernsehen informierte darüber ausführlich und zu bester Sendezeit. Dass der bedauerliche Todesfall ein Kind mit einer chronischen Vorerkrankung *(Herzfehler)* betraf, wurde erst im Nachhinein bekannt *(= wollte man uns verschweigen)*. Dass das verstorbene Kind vollständig geimpft war, ebenso. Wie es im Detail auch immer gewesen sein mag: Mein Mitgefühl gilt Eltern und Angehörigen. Sie sind es, die am meisten darunter leiden. Glelch danach folgen auf der Rangliste meines Mitgefühls all diejenigen, die sich unnötig Angst vor Krankheiten einflößen lassen.

---

[14] Tageszeitung online: http://www.taz.de/!5012975/
[15] ARD: http://www.rbb-online.de/panorama/beitrag/2015/02/masern-berlin-debatte-um-impfung-nach-todesfall-jonitz.html

Die logische(?) Konsequenz der Gesundheitsbehörden *(woher beziehen die eigentlich ihre Informationen?)* war ein Aufruf an die Bevölkerung mit dem folgenden sinngemäßen Inhalt: „**Impft mehr! Masern sind eine gefährliche Krankheit, die** – wie aktuelles Beispiel zeigt – **tödlich verlaufen kann.** Wer nicht impft, trägt dazu bei, dass noch mehr unschuldige Kinder sterben!" Einmal mehr: Die Ungeimpften sind schuld. Aber: Wie können Ungeimpfte schuld sein? Sie können doch die Geimpften gar nicht gefährden, die sind doch geschützt durch Impfung. Ist es nicht wieder die bekannte Impfunlogik, die da sagt:

- Geimpfte sind geschützt durch Impfung.
- Geimpfte sind dann nicht geschützt, wenn man Ungeimpfte zum Impfen überreden will, denn dann ist plötzlich auch gefährdet, wer geimpft ist.
- Wenn aber Geimpfte genauso gefährdet sind wie Umgeimpfte – wozu dann impfen?

Wer könnte ein Interesse daran haben, dass ...?
Welchen Profit könnte er daraus ziehen?

Auf keinen Fall durfte die einseitig, von wem auch immer informierte Presse vergessen zu erwähnen, dass es auch noch andere schwere Erkrankungen gibt, gegen die sich die Menschheit dringend impfen sollte. *(Wie hoch sind eigentlich die Werbeeinnahmen der Medienkonzerne aus Inseraten, Plakaten und Werbespots von Pharmakonzernen? Oder: Was könnte die Androhung eines Pharmaunternehmens, keine*

Werbung mehr zu platzieren, für einen Medienkonzern für finanzielle Folgen haben?)

Versteh mich bitte nicht falsch, ich möchte Kinderkrankheiten und andere Infektionskrankheiten auf keinen Fall kategorisch für harmlos erklären. Kinderkrankheiten können unangenehm sein und schwere Verläufe haben. Es kann zu Komplikationen bei geimpften wie bei ungeimpften Kindern kommen. Im Erwachsenenalter erst recht.

Viele Faktoren spielen mit. Wenn hohes Fieber medikamentös gesenkt wird – so die homöopathische Erfahrung, steigt die Komplikationsrate und die Krankheitsdauer verlängert sich.

Ausrotten lassen werden sich Masern & Co. mit Bestimmtheit nicht, solange sie in einem größeren Plan der Schöpfung benötigt werden. Noch sind Kinderkrankheiten Teil eines bewährten Systems der Natur und leisten einen wertvollen und notwendigen Beitrag zur Entwicklung des kindlichen Immunsystems. Dass eine Kinderkrankheit beim einen Kind ausbricht und beim anderen Kind nicht, hat nichts mit Ungerechtigkeit zu tun. Wir verstehen bloß den dahinterliegenden Sinn nicht oder meinen, es besser zu wissen.

Die Natur entscheidet immer zum Wohl eines größeren Ganzen. Dass es dabei immer wieder Einzelschicksale gibt, die sehr tragisch ausfallen, ist bedauerlich und mildert diese nicht. Aber immerhin hat sich die Natur in den vergangenen paar Milliarden Jahren als funktionierendes System bewährt. Was man vom Menschen *(noch)* nicht behaupten kann.

Impfen – Tatbestand der Körperverletzung

Nur ganz kurz: **Es gibt keine Impfpflicht in den deutschsprachigen Ländern.** Im Gegenteil. Für jede verabreichte Impfung gilt der Tatbestand der Körperverletzung, außer es besteht eine ausdrückliche Einwilligung des Impflings oder dessen Rechtsvertretung.

Schweiz:

In der Verfassung ist der Schutz der persönlichen Integrität in Art. 10 Abs. 2 Bundesverfassung (BV), im Zivilgesetzbuch in den Art. 27 ff. ZGB (Persönlichkeitsrechte) und im Strafgesetzbuch in den Art. 111 ff. StGB (Rechtsgüterschutz) geregelt. Jede medizinische Maßnahme stellt, sofern kein Rechtfertigungsgrund besteht (in der Regel: Einwilligung), eine Körperverletzung gemäß Artikel 122/123 StGB dar.

Deutschland:

Schutzimpfungen sind in Deutschland grundsätzlich freiwillig. Impfungen stellen einen Eingriff in die körperliche Unversehrtheit im Sinne des Artikels 2 Grundgesetz dar, zu dem der Geimpfte bzw. seine Erziehungs- oder Sorgeberechtigten vorher die Zustimmung erteilen müssen. Dies ist geregelt im StGb §223, 224, 228.

Damit die Injektion einer Impfung nicht strafbar ist, muss die Einwilligung des Impflings bzw. seiner Eltern vorliegen UND muss der Impfling bzw. müssen seine Eltern über Risiken und Nebenwirkungen aufgeklärt worden sein.

Österreich:

In Österreich gelten die Bestimmungen nach StGb §83ff, wenn es um Körperverletzung und schwere Körperverletzung geht. Zudem führt Österreich ein eigenes Impfschadengesetz[16] *(über Entschädigungen bei Impfschäden).*

Selberdenkend frage ich mich, ob es nicht gescheiter wäre, von Anfang an auf Körperverletzungen *(und somit auf Impfungen)* zu verzichten. Dann würde sich ein bürokratisches Gebilde darum herum erübrigen, ein Impfschadengesetz genauso.

**Eine Behörde
maßt sich an, der Natur
Befehle und Verbote zu erteilen.**

WHOw.

---

[16] Zu finden unter:
https://www.ris.bka.gv.at/Dokumente/BgblPdf/1973_371_0/1973_371_0.pdf

Beispiel einer Impfung I

E igentlich ist es egal, welche Krankheit oder Impfung als Beispiel herhalten muss – der Logiker, der seine Denkweise stets angegriffen sieht und seine Ansicht permanent rechtfertigen muss, wird weder zufrieden sein mit meiner Wahl noch mit meiner Argumentation.

Ich werde hier auf hoffentlich verständliche Weise das Beispiel der **Tetanus[17]-Impfung** heranziehen, um eine Krankheit, ihr Verhältnis zur Impfung und die Verzerrungen der Statistik zu erklären.

Über kaum eine Krankheit sind so viele Irrtümer im Umlauf wie über Tetanus, den Wundstarrkrampf. Kaum eine Erkrankung verbreitet bei Eltern – völlig unnötigerweise – so viel Angst wie der Wundstarrkrampf.

Der Tetanuserreger ist kein Virus, sondern gehört zu den Bakterien. Dieses Bakterium *(mit Name: Clostridium tetanii)* kann sich nur an Orten verbreiten, an denen KEIN Sauerstoff vorhanden ist. Es ist „zwingend anaerob", wie Mediziner es ausdrücken. Um diese Aussage in ihrer ganzen Tragweite zu verstehen, muss man sich ein Bild machen, was im Körper im Detail abläuft:

---

[17] Wundstarrkrampf

Der menschliche Blutkreislauf im Ultrakurz-überblick:

- Mit dem Einatmen gelangt Sauerstoff in die Lunge und bindet sich dort ans Blut.
- Von der Lunge gelangt das sauerstoffreiche Blut zum Herzen.
- Vom Herz aus wird das *(helle arterielle)* Blut in den ganzen Körper gepumpt und verteilt bis in die Zellen.
- In den Zellen wird dem Blut der Sauerstoff für die Energieproduktion entnommen.
- Das bei der Energieproduktion anfallende Abfallprodukt Kohlendioxid wird gleichzeitig ans Blut zurückgegeben.
- Das sauerstoffarme *(dunkle venöse)* Blut wird zur Lunge zurücktransportiert, das Kohlendioxid an die Lunge abgegeben und abgeatmet.

Das bedeutet:

- Wo Blut ist, ist Sauerstoff. Selbst in dem Blut, das zurück zur Lunge gelangt, befindet sich noch Sauerstoff, weil niemals aller Sauerstoff aus dem Blut von den Zellen aufgenommen werden kann.
- Wo Sauerstoff ist, gibt's KEINEN Tetanus, weil sich der Wundstarrkrampferreger NUR IN ABWE-SENHEIT VON SAUERSTOFF entwickeln und vermehren kann.
- Kinder haben in aller Regel einen wundervollen und noch perfekten Blutkreislauf, sind wunderbar durchblutet und deshalb NICHT gefährdet für Tetanus.

- Wenn Kinder auf einem Bauernhof aufwachsen und zufällig barfuß im Pferdemist auf einen rostigen Nagel treten, dann wird diese Wunde bluten und sonst stimmt was nicht.
- Wenn etwas „nicht stimmt", ist Impfen noch viel gefährlicher, weil das Risiko groß ist, dass mit dem Immunsystem ebenfalls etwas „nicht stimmt".
- Es ist also keineswegs auf die Impfung oder deren Wirkmechanismus zurückzuführen, dass der Blutkreislauf eines Kindes/Menschen derart optimiert wird, dass die Anfälligkeit für Tetanus praktisch auf null reduziert wird. Im Gegenteil: Durch das Injizieren von abgeschwächten oder abgetöteten Erregern und entgiftetem Gift wird bestenfalls sichergestellt, dass der Erreger auch da vorhanden ist, wo er natürlicherweise niemals vorkommen würde.

Ist hingegen KEIN Sauerstoff vorhanden, entstehen die Voraussetzungen in den Körperzellen, in welchem der Tetanuserreger sein Gift produzieren kann: das Tetanustoxin oder Tetanospasmin *(Toxin = Gift; Spasmus = Krampf)*.

Wann Tetanus in der Regel auftritt:
- Häufig: bei Vorerkrankungen wie Gefäßverengungen, Gefäßverschlüssen, geschwürigen *(inneren)* Erkrankungen, Druckschäden durch falsche Lagerung des Patienten *(Dekubitus)* und weiteren

Faktoren, die zu einer Minderdurchblutung des Gewebes führen.

- Seltener: in Situationen von Erfrierungen und/oder Verbrennungen 3. Grades, sehr schweren Quetschungen *(Kompartmentsyndrom)* oder Wundbrand. In Situationen also, in welchen die Durchblutung von Körpergewebe vermindert beziehungsweise gänzlich blockiert ist.

Blutende Wunde = kein Tetanus

Das Märchen vom Pferdemist und dem rostigen Nagel

In Afrika und an gewissen anderen Orten der Welt war oder ist es teilweise noch immer Brauch, beim Neugeborenen nach dem Durchtrennen der Nabelschnur die Wunde mit getrocknetem Kuhdung zu bedecken. Doch das allein verursacht noch keinen Tetanus! Gefährlich wird es erst, wenn sich afrikanisches Brauchtum mit westlicher Medizin zu vermischen beginnt.

Natürlicherweise verhält es sich so, dass sich die Nabelschnur bei allen Säugetierarten – auch beim Menschen – nach kurzer Zeit automatisch von innen verklebt und selbstständig verschließt. Wäre das nicht der Fall, würden neugeborene Säugetiere sehr häufig verbluten.

In der afrikanischen Tradition wurde die Nabelschnur nahe der mütterlichen Plazenta durchtrennt – die Nabelschnur hatte also noch eine gewisse Länge.

Auch bei anderen Säugetieren ist natürlicherweise zu beobachten, dass die Nabelschnur meist nahe der mütterlichen Plazenta reißt oder durchtrennt wird und beim Neugeborenen noch ein längerer Rest Nabelschnur herunterhängt.

Steriles Durchtrennen? Fehlanzeige.

Trotzdem war Tetanus in Afrika zu dieser Zeit keine außergewöhnlich häufige Krankheit. Erst als afrikanische Hebammen eine westlich ausgerichtete Ausbildung erhielten und lernten, dass die Nabelschnur nahe beim kindlichen Körper zu durchtrennen sei *(ein „schöner" Bauchnabel als westliches Schönheitsideal)*, kam es durch das weiterhin praktizierte Auflegen des Kuhdungs zu vermehrten Tetanusfällen, die es zuvor nicht gab.

Ist das Ende der Nabelschnur zu kurz, kann sie sich nicht rechtzeitig verkleben und verschließen, bevor sie mit Kuhdung luftdicht abgedeckt wird. Das ist der gefährliche Moment, in welchem der Tetanuserreger eindringen kann und nur darauf wartet, bis in der restlichen Nabelschnur, die mit dem Kind verbunden bleibt, eine sauerstofffreie Umgebung entsteht. Dann kann's losgehen!

Lange Nabelschnur + Kuhdung = selten Tetanus
Kurze Nabelschnur + Kuhdung = häufig Tetanus

Was es daraus zu lernen gibt: In Afrika sollten keine Multi-Millionen-Impfprojekte gestartet werden, es würde vollauf genügen, die Nabelschnur wieder näher an der Plazenta zu durchtrennen. Zusätzlich hilfreich wären Informationen zur korrekten Wundversorgung sowie die Sicherstellung von Luftkontakt zur Wunde. Die Geschichte mit dem Pferde- oder Kuhmist hat ihren Ursprung in Afrika, verbreitet sich in Europa als Gerücht jedoch immer noch hartnäckig weiter.

Rostige Nägel haben keinen direkten Zusammenhang mit Tetanus. Ob es ein Holzsplitter ist oder ein rostiger Nagel, spielt im Endeffekt keine Rolle, denn das anaerobe Bakterium überlebt im vom Sauerstoff abgeschnittenen Erdreich und in den Ausscheidungen von Pferden, Rindern etc. Der rostige Nagel muss vermutlich einfach als Symbol herhalten für ein Ding, das eine Wunde verursachen und dem Erreger den Weg in den Körper ebnen kann.

Keine Immunität gegen Tetanus

Nicht allseits bekannt ist: Eine natürlich durchgemachte Tetanuserkrankung hinterlässt niemals Immunität. Gegen Tetanus kann man nicht immun werden, weil es sich um ein Gift handelt.

Gegen Gift kann man nicht immun werden!
Darum kann die Impfung nicht schützen!

Wäre Immunität gegen Gift möglich, wären längst Impfungen gegen Drogen, Alkohol, Nikotin, Industrieabgase und anderes auf dem Markt. Diesen Markt hätte die Industrie mit Sicherheit längst erobert.

Der Impfbefürworter hält dem entgegen, dass man nicht gegen das Gift impfe, sondern mit der Impfung den Erreger in seiner Vermehrung und Ausbreitung behindere, damit es erst gar nicht zu einer Giftproduktion kommen kann.

Dass es ausgerechnet Formaldehyd *(ein krebserregender Giftstoff)* ist, welcher dem Impfstoff beigemischt ist, um das Tetanustoxin unschädlich zu machen, verwirrt mich, denn:

Wenn die Impfung den Erreger in seiner Vermehrung behindern *könnte*, warum muss Tetanustoxin unschädlich gemacht werden, wenn dieses gar nicht vorhanden sein *kann*, weil man die Bakterien bereits *vor* der Produktion dieses Gifts in ihrer Vermehrung gehemmt hat?

Oder anders formuliert: Wie kann ein Bakterium erkennen, dass es sich nicht mehr vermehren soll, wenn es in Kontakt mit seinen Ausscheidungen kommt, die gar nicht seine Ausscheidungen sein können, weil sie „entgiftet" worden sind?

Wie dem auch sei: Damit der mit großer Wahrscheinlichkeit niemals eintretende Fall eines Wundstarrkrampfs verhindert werden kann, spritzt man lieber allen Kindern vorsorglich ein möglicherweise krebserregendes Gift. Und das bereits im zarten Alter von zwei, vier und sechs Monaten, wo die Chance am größten ist, dass das Gift ungefiltert ins Gehirn dringen und dort seine möglicherweise verheerende Langzeitwirkung entfalten kann.

Ich werde jetzt doch noch eine Statistik bemühen, um die Seltenheit von Tetanus zu veranschaulichen. Die Statistik stammt vom Schweizerischen Bundesamt für Statistik (BfS) und der zugehörige Link lautet:

http://www.bag.admin.ch/themen/medizin/00682/00
684/01105/index.html?lang=de&download=NHzL-
Zeg7t,lnp6I0NTU042l2Z6ln1acy4Zn4Z2qZpnO2Yuq2Z6
gpJCHfX5_e2ym162epYbg2c_JjKbNoKSn6A--

Weil kein normaler Mensch in der Lage ist, diesen Link fehlerfrei in den Computer zu übertragen: hier die Suchbegriffe, die mich bei Google zu diesem Link führten: **„bag +admin +impfungen +statistik +tetanus"**

Die vollständige, fünfseitige und kleingeschriebene Statistik ist auf „Medizinisch" geschrieben, deshalb werde ich versuchen, dir das Wichtigste daraus zusammenzufassen. Die Zahlen stellen die Summe aus 33 Jahren dar.

Langzeitstatistik der Tetanuserkrankungen und -todesfälle in 33 Jahren (1974–2007)

Alter	Erkrankt	Gestorben
0 – 9 Jahre	*0*	*0*
10 – 19 Jahre	*3*	*0*
20 – 39 Jahre	*5*	*1*
40 – 59 Jahre	*9*	*2*
60 + Jahre	*70*	*38*
Unbekannt (?)	*9*	*3*
Total	**96**	**44**

Beim Status „Unbekannt" gehe ich davon aus, dass die Meldepflicht nur unvollständig wahrgenommen wurde und Angaben zu den Patienten fehlen. Was mich trotzdem stutzig macht, denn:

- Um in der Statistik zu erscheinen, muss der Fall von einem Arzt gemeldet werden.
- Um von einem Arzt gemeldet zu werden, muss der Patient in ärztlicher Behandlung gewesen sein.
- Um in den Genuss einer ärztlichen Behandlung zu kommen, muss man Personalien, Geburtsdatum, Krankenkasse etc. angeben.

Ich gehe nicht davon aus, dass sich das Bundesamt für Gesundheit oder Statistik mit ärztlichen Angaben begnügt, die sich beschränken auf: „Patient tot. Tetanus." Aber was weiß *ich* schon von Bürokratie ...

Nun ist es ja bekanntlich so, dass man jede Statistik so interpretieren kann, wie man will, um genau das zu beweisen, was man bewiesen haben möchte. Ich werde das jetzt zu meinen eigenen Gunsten ausspielen – die Spieße sollen für alle gleich lang sein. Alle Zahlen beziehen sich auf die Schweiz:

Todesfälle in 33 Jahren:
- **KEINE Todesfälle bei Kindern und Menschen bis 32 Jahre.** Das sind 0,0 %.
- 1 Todesfall *(= 2,3 % aller Todesfälle)* bei Personen zwischen 20 und 39 Jahren. Der Todesfall betraf

einen 33-jährigen Mann. *(Die genaueren Umstände konnte ich nicht ausfindig machen.)*

- 2 Todesfälle *(4,5 % aller Todesfälle)* betrafen Menschen zwischen 40 und 59 Jahren.
- 38 Todesfälle *(= 86,4 % aller Todesfälle)* betrafen Menschen über 60 Jahre.
- 3 Todesfälle *(= 6,8 % aller Todesfälle)* können nicht zugeordnet werden *(siehe vorangestellte Tabelle).*

In der Schweiz starben in 33 Jahren 3 Personen unter 60 Jahren an Tetanus.

Erkrankungen in 33 Jahren:
- **KEINE Krankheitsfälle bei Kindern bis 10 Jahre.**
- Alle 11 Jahre erkrankt eine Person[18] zwischen 10 und 19 Jahren.
- Ca. alle 6 ½ Jahre erkrankt eine Person zwischen 20 und 39 Jahren an Tetanus.
- Ca. alle 3 ½ Jahre erkrankt eine Person zwischen 40 und 59 Jahren an Tetanus.
- Ca. 2 Erkrankungsfälle pro Jahr betreffen Personen der Alterskategorie 60 und älter.
- Bei 38 Personen war der Impfstatus bekannt.
- 34 % (13) dieser 38 an Tetanus erkrankten Personen waren geimpft, was nicht vorkommen dürfte, wenn die Impfung tatsächlich schützen würde. Eine derart hohe Impfdurchbruchrate sollte zumindest zu denken geben.

---

[18] Die durchschnittliche Bevölkerungszahl von 1974 bis 2007 beträgt rund 7 Mio. Quelle: Bundesamt für Statistik BfS.

- 76 % aller Fälle blieben ohne klares auslösendes Ereignis *(also kein Pferdemist, keine rostigen Nägel)*.
- Das Risiko, an Tetanus zu sterben, beträgt bei Personen unter 60 Jahren ca. 1:77'000'000[19].
- Das Risiko, von einem Blitz getötet zu werden, beträgt ca. 1:18'000'000[20], ist also rund viermal höher als das Risiko, an Tetanus zu erkranken.
- Wollte man diese Angaben in einen Ratschlag umformulieren, so könnte dieser lauten: „Weil es viermal mehr Tote durch Blitzeinschlag gibt als durch Tetanus, sollte man sich besser mit einem persönlichen Blitzableiter ausrüsten, anstatt sich gegen Tetanus impfen zu lassen."

Das Märchen von Kindern, rostigen Nägeln, Pferdemist und Tetanus ist also selbst nach Bundesamt für Statistik Quatsch mit Soße. Die Statistik der Schweizerischen Eidgenossenschaft beweist vielmehr, dass Menschen über 60 Jahre ein weitaus höheres Risiko haben, an Tetanus zu erkranken. Das ist häufig zurückzuführen auf Vorerkrankungen wie Arteriosklerose *(Verengung, Verhärtung der Blutgefäße und Ablagerungen darin)* oder Dekubitus *(längere Druckeinwirkung auf Blutgefäße von außen)*.

Diese Konstellation kann eine Mangeldurchblutung von Körpergewebe nach sich ziehen. Wird Ge-

---

[19] Berechnungsgrundlage: Durchschnittliche Bevölkerungszahl der Schweiz von 1974 bis 2007: rund 7 Mio. Einwohner Todesfälle in dieser Zeit bei Personen unter 60 Jahren: 3.
33 Jahre x 7 Mio. Einwohner : 3 Todesfälle = 77 Mio.
[20] Quelle: www.unwetter.de

webe nicht durchblutet, ist kein Sauerstoff vorhanden und die Voraussetzungen für einen Wundstarrkrampf sind geschaffen.

Die impfbefürwortende Seite wird diese Statistik natürlich als Resultat des Impferfolgs auslegen und behaupten, dass es nur so wenig Tetanusfälle gibt *dank* den Impfungen.

Logisch[21]: Wenn man einseitig informiert ist, müssen die Schlussfolgerungen auf den vorhandenen Informationen basieren und wenn die Informationen unvollständig sind, kommt es zu Schlussfolgerungen, die nicht mit der Realität übereinstimmen.

Hoffnungsfroher Vergleich:
In der Zeit von 1979 bis 2007, über einen ähnlich langen Zeitraum von 28 Jahren, gab es in der Schweiz 611 Lotto-Millionäre[22]. Es ist also bei Weitem einfacher, Lotto-Millionär zu werden, als an Tetanus zu erkranken.

**An Tetanus zu erkranken,
ist für Kinder
in unseren Breitengraden
praktisch unmöglich.**

---

[21] Um es noch einmal zu erwähnen: Derlei Äußerungen beabsichtigen nicht, Einzelpersonen, Unternehmen oder Organisationen zu verurteilen, zu verleumden oder bloßzustellen.
[22] Quelle: Swisslos, Statistiken, Millionärsstatistik

Beispiel einer Impfung II

E ine publizierte Studie[23] aus dem Jahr 1996 von Saif O. Shaheen bei 395 Kindern in Afrika zeigte auf, dass Kinder, welche die Masern NICHT durchgemacht hatten, DOPPELT SO HÄUFIG an Allergien litten wie diejenigen, welche die Krankheit durchgemacht hatten. Und eine andere Studie von Robert Faulborn[24] bestätigte, dass das Ausbleiben kindlicher Infektionskrankheiten schwerwiegende Folgen nach sich zu ziehen scheint:

- Leukämie in der Kindheit steht im Zusammenhang mit fehlenden Infekten in der Kindheit.
- Der Anstieg der Allergien und Autoimmunerkrankungen steht im Zusammenhang mit fehlenden Infekten in der Kindheit.
- Lymphdrüsenkrebs bei Jugendlichen steht im Zusammenhang mit fehlenden Infekten in der Kindheit.
- Kinderkrankheiten haben eine therapeutische Wirkung bei Nierenentzündung, Epilepsie und Neurodermitis.
- Kinderkrankheiten haben eine vorbeugende Wirkung auf Krebs im Erwachsenenalter. Sie haben

---

[23] Seif O. Shaheen, „Measles and atopy in Guinea-Bissau", Lancet, 1996, June 29;347(9018); 1792-6.
http://www.ncbi.nlm.nih.gov/pmc/articles/PMC2352342/?page=1
[24] Robert Faulborn, „Masernfälle in Duisburg 1960"

therapeutische Wirkung nach einer Krebserkran-
kung.

- Modifizierte Masern-, Mumps- und Windpocken-
  viren werden in der Krebsforschung zur Bekämpfung von Tumoren eingesetzt.

Masern (Schweiz): Jahresdurchschnittswerte der Todesfälle pro 100'000 **Erkrankte**[25] (und nicht: **Einwohner!**)

1881–1890:	113,3
1891–1900:	151,6
1901–1910:	170,1
1911–1920:	67,4
1921–1930:	23,7
1931–1940:	8,1
1941–1949:	keine Angaben (Kriegsjahre)
1950–1959:	13,9
1960–1969:	6,7
Beginn der Masernimpfungen in der Schweiz	
1970–1979:	2,8
1980–1989:	0,6
1990–1999:	0,4
2000–2009:	0,4

Die Maserntodesfälle sind seit Beginn des zwanzigsten Jahrhunderts bereits um über 95 % zurückgegan-
gen, bevor man mit den Impfungen begonnen hat.

---

[25] Quelle für die Daten 1881 bis 1940: www.bag.admin.ch
Quelle für die Daten von 1941 bis 2009: Antwort des BAG
auf eine persönliche Anfrage des Autors.

Trotzdem führt die Statistik den Erfolg des Rückgangs praktisch ausschließlich auf die Impfungen zurück.

Ende der 60er-Jahre des zwanzigsten Jahrhunderts *(es gab bis zu diesem Zeitpunkt noch keine Masernimpfung in der Schweiz)* waren die Todesfälle bei Masern noch angegeben mit 3 pro 1'000'000 (1 Million) Erkrankungen. Heute sind es nach verschiedenen Quellen[26] 1 Todesfall pro 1'000 oder 10'000 Erkrankungen. Bei *(trotz?)* einer Durchimpfungsrate in der Schweiz von über 85%.

Das entspricht einer Zunahme der Sterblichkeitsrate von 3'300 oder 33'000 Prozent seit Beginn der Impfungen!

Trotz dieser eklatanten Zunahme der Todesfallrate betont das Schweizerische Bundesamt für Statistik BFS, dass es in den letzten Jahren – dank den Impfungen – KEINE Todesfälle mehr gegeben hat.

Dieselbe Quelle – das BAG – beantwortet auf seiner Website in einem FAQ-Dokument[27] allgemeine Fragen zu den Masern wie folgt:

---

[26] Quellen: www.rki.de; bag.admin.ch; www.infovac.ch

[27] Suchbegriff bei www.google.de: „Masernfälle Schweiz 1970"

Frage:

„In meiner Kindheit erkrankten alle an Masern und das galt nicht als schlimm. Was hat sich verändert?"

Antwort des BAG:

*„Bis etwa 1970 stand in der Schweiz kein Impfstoff gegen Masern zur Verfügung. Die Krankheit war somit nicht vermeidbar und trat häufig auf. **Bei vielen Erkrankten traten schwere Komplikationen auf und jedes Jahr starben EINIGE DUTZEND Masernpatientinnen und -patienten.** Mit der Einführung der Masernimpfung ging die Zahl der Erkrankten und der Masernkomplikationen stark zurück, was zu einer gewissen Verharmlosung der Krankheit führte. Bei den noch auftretenden Fällen hat sich der Schweregrad der Krankheit jedoch nicht verändert."*

EINIGE DUTZEND?! Da haben die Autoren aber großzüglg gerechnet! Eine derart hohe Todesrate gab es letztmals zwischen 1911 bis 1920 – also im Jahrzehnt des Ersten Weltkrieges. Vor rund 100 Jahren.

Und dabei handelt es sich nicht etwa um absolute Zahlen, sondern um die hochgerechnete Anzahl Todesfälle pro 100'000 Erkrankte *(nicht: 100'000 Einwohner).*

In einem weiteren Dokument des BAG[28] heißt es:

„Am 29. Januar 2009 starb in den Genfer Universi-
tätsspitälern ein zwölfjähriges Mädchen, das zuvor
völlig gesund gewesen war. Das Mädchen lebte in
Frankreich *in der Nähe der Schweizer Grenze. Es*
war nicht geimpft. Dieser tragische Fall bestätigt,
dass Masern eine gefährliche Krankheit sind. In
*Europa sind **in den letzten Jahren mindestens sie-***
***ben Personen an Masern** gestorben. ..."*

Erscheint das französische Mädchen in der schweizerischen Statistik, weil diese unbedingt einen Todesfall
brauchte? Ohne Todesfall lässt sich das Bild einer
tödlichen Krankheit schlecht aufrechterhalten.

Und: Mindestens **sieben Todesfälle in ganz Europa**
(bei einer Bevölkerungszahl von knapp 500 Millionen
Menschen – nur EU-Mitgliedstaaten). Nicht IN EINEM
Jahr, sondern IN DEN LETZTEN Jahren.

Diese Aussage setzt die Sterblichkeitsrate von
eins pro 1'000 oder pro 10'000 **Erkrankten** in eine
Verhältnismäßigkeit zur Zahl der **Einwohner**.

In jedem Fall ist dies höchst bedauerlich für alle
Betroffenen, aber wenig Anlass für alle anderen, deshalb in Angst und Panik zu verfallen.

---

[28] MM+Maser+aus+BU08_09_d-3.pdf

Ebenfalls interessant: In den USA gab es seit 2003 keine Todesfälle durch Masern mehr[29]. Andererseits gab es **108 Todesfälle durch Masernimpfung**. Die US-Regierung hat ein Entschädigungsprogramm für Schadenszahlungen eingerichtet. **DIE REGIERUNG!**

Da sind die Impfstoffhersteller aber fein raus. Wer das wohl eingefädelt hat?

---

[29] Quelle: CDC, Centers of Disease Control – die amerikanische Gesundheits- und Seuchenschutzbehörde

Die Impfausbildung

E ine interessante Frage stellt sich nach der Dauer der Impfausbildung. Ich habe dazu keine wirklich verwertbaren Antworten erhalten. Im Rahmen meiner Recherchen habe ich einige Ärzte darauf angesprochen, wie viel Zeit der Impfausbildung im Rahmen eines Medizinstudiums gewidmet werde.

Meine Umfragen wurden nicht mit dramatischen Antworten belohnt. Der Homöopathie wohlwollend gesonnene Ärzte vermochten sich ebenso wenig genau zu erinnern wie andere.

Manche gaben Antworten auf nicht gestellte Fragen: So über die Ausbildungsdauer in den Fächern Pädiatrie, Immunologie, Virologie, Serologie oder Epidemiologie, wo das Thema „Impfen" immer mal wieder angesprochen wurde. Doch das interessierte mich nur am Rande. Ich wollte wissen, wie lange und intensiv sie über *das Impfen* ausgebildet wurden.

Natürlich, sagte mir eine der Homöopathie wohlgesonnene Kinderärztin, habe man gelernt, welche Impfungen wann, wie, wo und unter welchen Umständen zu setzen seien. Welche Impfungen in welchem Lebensalter und in welchen Abständen zu verabreichen seien. Fragen zu Risiken und Nebenwirkungen habe man während der Ausbildung zwar oberflächlich ernst genommen, aber nie im Detail besprochen. Immer wieder verwiesen die Lehrpersonen auf den immensen Segen der Impfungen, den sie der Menschheit doch gebracht hätten. Dass es da in seltenen Fällen zu einzelnen Folgen komme, sei zu erwarten. Aber es sei nun mal so, dass Impfungen die beste vorbeugende Maßnahme gegen Infektionskrankheiten seien.

Und ein anderer Arzt – ein junger Assistenzarzt – erwiderte auf dieselbe Frage anlässlich eines Notfallbesuches im Spital mit meinem Jüngsten: „So genau weiß ich das nicht mehr, aber ich denke, das waren bestimmt so zwanzig Stunden oder so."

Ich erweiterte meine Suche aufs Internet und machte einige interessante Beobachtungen. Ich achtete dabei insbesondere auf die Anzahl Treffer auf Suchbegriffe. Du darfst meine Suche im Internet gern nachvollziehen. Meine Suchbegriffe auf Deutsch bei Google[30]. Anzahl Treffer für:

„Impfung"	**3'590'000**
„Impfen"	**1'100'000**
„Impfausbildung, Impf-Ausbildung"	**172**
„Impfstudium" (ohne Impfstudien)	**9**

Ich bin ziemlich sicher, dass ich da etwas falsch gemacht habe. Müsste es nicht deutlich mehr Treffer dazu geben?

Dass Impfungen so normal sind wie Wolken am Himmel, sollte nicht nur mich nachdenklich machen. Solange Lehrstühle an Universitäten gesponsert werden von Unternehmen und Konzernen, werden die Studenten nur lernen dürfen, was aus Sicht dieser

---

[30] www.google.de; Stichtag Ostersonntag, 5.4.2015

Organisationen richtig ist. Unbekannte und unsichtbare Instanzen bestimmen weiterhin, welche Art von Wissen zum höheren Wohl der Menschheit an Studenten weitergegeben wird.

Ist es nicht erstaunlich, mit welchem blinden Glauben Menschen vorgekautes Wissen nachkauen in der unerschütterlichen Überzeugung, sie hätten es selber ge- oder gar erfunden?

Gleichzeitig gibt es immer mehr Menschen – bist du einer von ihnen? –, die daran zweifeln, dass Impfungen wirklich so ungefährlich und nützlich sind, wie die Meinungsführer uns glauben machen wollen.

Die Spezialisierung und Unterteilung der herkömmlichen Medizin in immer mehr und kleinere Teilgebiete – du erkennst sie an der Wortendung „-ologie"[31] – mag zum Verständnis von biochemischen und pathologischen Abläufen im menschlichen Körper beitragen, ist aber nicht mit der Lösung des Problems zu verwechseln.

---

[31] lat. „die Lehre von" z. B. Kardiologie – die Lehre vom Herzen, Dermatologie – die Lehre von der Haut etc.

Jedes Mal, wenn in der Medizin die Wortendung „-ologie" benutzt wird, ist das letztendlich nichts anderes als das Eingeständnis, dass man sich nur auf ein Organ, eine Krankheit oder ein Detail fokussiert und dabei das größere Ganze – den Menschen – aus den Augen verloren hat, ja verlieren *muss*. Aber du weißt genau:

Du bist und dein Kind ist EIN GANZES
und damit mehr als die Summe seiner Einzelteile.

Das Problem ist nicht das Problem ...

Das Problem (*Krankheit*) ist nicht das Problem. Das Problem sind die Problemlöser *(die Krankheitsbehandler)*.

- Ein Problemlöser bekommt Geld, damit er Probleme löst.
- Ein guter Problemlöser bekommt viel Geld, weil er schwierige Probleme löst.
- Wer schwierige Probleme löst, darf sich Fachmann, Experte, Spezialist, Doktor oder sogar Professor nennen. Im Extremfall sogar Nobelpreisträger.
- Daraus folgt der *(manchmal unbewusste)* Umkehrschluss, dass ein Problemlöser, der wenig Geld nimmt oder keine Titel und Zusatzbezeichnungen führt, kein guter Problemlöser sein kann.
- Ein Problemlöser, der viel Geld verdient, hat wenig Interesse daran, Probleme endgültig zu lösen, denn gelöste Probleme bringen kein Geld mehr.
- Er wird also Probleme nicht endgültig lösen wollen, sondern er wird Probleme verwalten oder sogar neue Probleme *(Krankheiten)* erfinden, damit er seinen immer aufwendigeren Lebensstandard aufrechterhalten, sprich finanzieren kann.
- Probleme zu lösen *(heilen)* ist dadurch für einen großen Teil der Problemlöser unattraktiv geworden.

Orientierungshilfe:

Wer als Problemlöser glaubt, Probleme gut zu lösen, sollte beobachten, ob immer wieder dieselben Menschen mit denselben Problemen zu ihm finden. Sollte das der Fall sein, könnte das bedeuten, dass man Probleme nicht wirklich löst, sondern nur verwaltet, wenngleich in der festen Überzeugung, sie gelöst zu haben.

Das Problem ist also nicht das Problem.

Impfen schützt ...

Impfen schützt die Welt vor der Ausrottung einer Krankheit. Weil der Erreger mit jeder Injektion weiterverbreitet wird, kann die Krankheit nicht aussterben.

Impfen schützt eine Milliardenindustrie vor Einkommenseinbußen.

Impfen schützt vor Massenentlassungen bei Impfstoffherstellern.

Impfen schützt den Staat vor empfindlichen Steuerausfällen. Als Politiker, der auf seine Wiederwahl spekuliert, macht es wenig Sinn, sich für weniger Steuereinnahmen einzusetzen. Weshalb am Ast sägen, auf dem man selber sitzt?

Impfen schützt vor Eigenverantwortung, weil man die Verantwortung für Gesundheit vermeintlich an eine Impfung/ein Medikament abtreten kann.

Impfen schützt.
Vor Gesundheit.

Gründe FÜRS Impfen

Anfänglich wollte ich dieses Kapitel leer lassen, doch mir wurde klar, dass ich damit nur versuchen würde, dir die Sicht durch die Brille meiner Wertvorstellungen aufzuzwingen. Zudem würde ich meine eigene Glaubwürdigkeit sabotieren, denn es gibt durchaus Gründe, die eine Impfung – von den gesundheitlichen Aspekten einmal abgesehen – subjektiv rechtfertigen können:

- wenn man keinen Zugang zu einer schulischen Institution erhält, wenn keine Impfbestätigung vorliegt,
- wenn ein Auslandaufenthalt geplant ist und Impfungen verlangt werden, damit die Einreise gestattet wird,
- wenn man seine Kinder nicht selber zu Hause betreuen kann, wenn sie krank sind (z.B. als alleinerziehender Elternteil),
- zur Beruhigung des sozialen Gewissens,
- zur Linderung der eigenen Angst
- ...

Es sind einzig Fragen der Priorität, die ein jeder für sich selbst beantworten muss.

Wer will, sucht Wege.
Wer nicht will, sucht Gründe.

Entscheidungsfindung

E gal was dir bisher erzählt wurde, du kannst jederzeit aufhören mit dem Impfen. Du darfst jederzeit damit aufhören, dich oder dein Kind zu vergiften und zu verletzen.

Du bist noch immer nicht sicher? Beide Seiten – Impfbefürworter wie -gegner – haben aus deiner Sicht überzeugende Argumente für oder gegen das Impfen?

Kurz und bündig

- Wenn du dein Kind *(noch)* nicht impfen möchtest – du darfst deine Meinung später jederzeit ändern und die **Impfungen nachholen**. Im Internet gibt das BAG dazu ausführliche Informationen[32]. Ähnliche Empfehlungen gelten auch für Deutschland und Österreich.
- Wenn du dein Kind impfst – du kannst es **nicht mehr ungeschehen machen**, wenn du deine Meinung änderst.
- Kein Homöopath kann **„homöopathisch impfen"**. Wenn er das behauptet, hat er weder die Gesetzmäßigkeiten des Impfens noch diejenigen der Homöopathie verstanden. Das Maximum, was die Homöopathie erreichen kann, ist die allge-

---

[32] http://www.bag.admin.ch/impfinformation/06316/

meine Stärkung der Lebenskraft durch das **korrekte Konstitutionsmittel**.

- „**Ausleiten**" ist ein Wort, das ich häufig zu hören bekomme. Es wird verwendet, um zu suggerieren, dass man nach einer Impfung die Schadstoffe eliminieren kann. Egal mit welcher Therapiemethode: Das Maximum, was erreicht werden kann, ist eine Linderung der Symptome. Der Zustand von *vor der Impfung* kann NICHT wiederhergestellt werden.

- Ärzte, Impfungen, Medikamente und Beipackzettel können und werden niemals Verantwortung für Krankheit von wem auch immer übernehmen. **Niemand anders als DU übernimmt die Verantwortung** für die Konsequenzen des Impfens – oder Nicht-Impfens. Es bleibt so oder so immer an dir hängen.

- Bei Kindern bis zum erreichten 3. Lebensjahr ist die sogenannte **Blut-Hirn-Schranke** noch nicht vollständig ausgebildet. In dieser Zeit werden die meisten Impfungen verabreicht. Die Gefahr, dass Giftstoffe ungefiltert direkt ins Gehirn gelangen, ist in diesem Altersabschnitt am größten. Die Gefahr für Impfschäden somit auch.

- Damit das Immunsystem überhaupt reagiert, ist **Gift notwendig**. Auf abgeschwächte Viren oder entgiftetes Gift allein reagiert das Immunsystem nicht. So muss auf giftige Substanzen wie Formaldehyd oder Aluminiumhydroxid zurückgegriffen werden, wobei Letzteres biologisch nicht abbaubar ist.

- Welche Beweggründe du auch immer mitbringst: Entscheide dich nicht *gegen* das Impfen, weil du der Pharmaindustrie oder der Ärzteschaft nicht traust. Oder weil dich die Geldmacherei dahinter stört. Entscheide dich *für* das Nicht-Impfen, weil du der Natur vertraust.

Wie auch immer du dich entscheidest:

**Ich bewundere dich für den Mut,
deine eigene Entscheidung zu treffen.**

**Ich liebe dich für die Tapferkeit,
für deine Entscheidung einzustehen.**

**Ich danke dir – auch im Namen deiner Kinder – für
dein Interesse, dich mit dieser Materie zu befassen.**

Herzlich alles Liebe und gute Gesundheit für dich und deine Lieben!

* * *

(Teilweise) frei erfundene Kurzgeschichte

Nathalie schrie wie am Spieß. Ihr Körper fühlte sich an wie flüssiges Eisen. Und Petra, Nathalies Mutter, hätte sich ohrfeigen können.

Hätte sie doch auf ihre Intuition gehört. Und auf ihre Nachbarin. Die hatte sie noch gewarnt, dass es schlimm kommen könnte. Aber das, was sie jetzt erlebte, sprengte alle Grenzen ihrer Vorstellung von „schlimm".

Sie hätte kotzen können, als sie mit Tränen in den Augen aus der Praxis kam mit ihrer noch immer weinenden und sich windenden Tochter auf dem Arm. So ein Scheißgefühl im Bauch hatte sie noch nicht einmal in den ersten Schwangerschaftsmonaten gehabt – und die waren heftig!

„Das kommt manchmal vor", hatte der Arzt sie zu beruhigen versucht. „Das legt sich bald wieder. Es ist ein Zeichen dafür, dass Nathalies Immunsystem auf die Impfung reagiert. Machen Sie sich keine Sorgen!" Arschloch.

Dr. Martin, der Nathalie seit ihrer Geburt betreute, forderte sie auf, den Mund zu öffnen. Doch Nathalie hörte wie immer nur Töne im allgegenwärtigen Rauschen. Die hohen Töne mochte sie nicht; so wie die Stimme von Schwester Amélie, die vor zwei Monaten neu angefangen hatte hier im Heim. Anders die tiefe warme Stimme von Dr. Martin, die war angenehm. Nathalie lächelte aus Reflex und verdrehte die Augen.

Ein heftiges Zittern und Schütteln ergriff Besitz von ihr und Schwester Amélie wurde unruhig. „Soll ich ihr ein Temesta* geben?" Sie schaute fragend zu Dr. Martin.

Der bald Sechzigjährige schaute sie mit seinen warmen, braunen Augen an und seufzte: „Nein, lassen Sie nur. Das ist schnell vorbei, die epileptischen Anfälle hat sie, seit sie vier Monate alt ist. Nichts zu machen. Ich wünschte manchmal, der Allmächtige hätte ein Einsehen mit ihr und würde sie bald zu sich nehmen."

Mit ihren 17 Kilogramm hatte der Körper der 23-Jährigen das Gewicht eines durchschnittlichen Fünfjährigen. Sie konnte weder stehen noch verstehen, weder selber essen noch sprechen. Ob ihr Entwicklungsstillstand und die geistige Behinderung tatsächlich auf die Impfung zurückzuführen war, wurde nie restlos geklärt. Das Einzige, was als Fakt unwiderlegt feststand, war, dass die Behinderung zeitlich kurz nach der Impfung aufgetreten war.

Ein kausaler Zusammenhang mit einer Impfung sei gänzlich aus der Luft gegriffen, hieß es von medizinischer Seite. Petra und Lorenz, Nathalies Eltern, wurden von Instanz zu Instanz weitergereicht und man verwies auf die eingehaltene Aufklärungs- und Sorgfaltspflicht sowie die hohe Qualität der modernen Impfstoffe. Die beiden eingeschüchterten Eltern verzichteten schließlich auch aus finanziellen Gründen auf eine Klage und arrangierten sich mit ihrem Schicksal: Ihre Tochter war behindert. Für immer.

Dr. Martin empfahl Schwester Amélie, den Katheter im Auge zu behalten. Eine Blaseninfektion sei das Letzte, was Nathalie im Moment gebrauchen könne. Er griff nach seinem großen schwarzen Arztkoffer und verabschiedete sich.

Beim Hinaustreten durch die verglaste Tür verfluchte sich Dr. Martin zum tausendsten Mal, dass ausgerechnet er es war, der Nathalie die Nadel in den Oberschenkel gestochen hatte. Eigentlich, so ging es ihm beim Hinausgehen durch den Kopf, wäre es mir lieber, der Allmächtige hätte ein Einsehen mit *mir*.

Die Namen wurden aus Gründen des Persönlichkeitsschutzes geändert.

Anhang I – Bestandteile von Impfstoffen

D u kannst dieses Kapitel bedenkenlos weglassen. Es ist die mehr oder weniger langweilige und unvollständige Auflistung von Bestandteilen, die in Impfstoffen verarbeitet sind.

Interessant zu wissen in diesem Zusammenhang ist einzig, dass es überhaupt nichts nützt, wenn man nur abgetötete oder abgeschwächte Viren impft. Der Körper reagiert darauf nämlich nicht. Dieser Müll wird einfach im Rahmen der normalen Körpertätig-keiten verstoffwechselt und ausgeschieden.

Damit wirklich eine Immunreaktion stattfindet, muss schwereres Geschütz aufgefahren werden. Früher waren Quecksilber oder Thiomersal die Substanzen der Wahl – beide hochgiftig. In MODErnen Impfstoffen *(heißt: Impfstoffe sind der MODE unter-worfen)* inzwischen nicht mehr. Aber es gibt andere, nicht minder giftige. Zwei davon möchte ich speziell hervorheben:

Formaldehyd: Eine vielseitig verwendete Substanz in der chemischen Industrie. Sie wird unter anderem als Trägerstoff für Impfungen verwendet. Formaldehyd ist von der Welt-Gesundheits-Organisation WHO bereits 1981 eingestuft worden mit „Verdacht auf karzinogene *(krebserregende)* Wirkung beim Men-schen". Aus dem Verdacht wurde Gewissheit, was weitere Studien belegen. Das BfR[33] hat den Faktor der „Gentoxizität" also der „Giftigkeit für die genetischen Merkmale" und der Veränderung des Erbguts hinzugefügt[34].

In der holzverarbeitenden Industrie ist Formaldehyd bei der Herstellung von Spanplatten schon lange verboten, weil giftige Dämpfe daraus entweichen können, welche beim Einatmen zu einem erhöhten Risiko von Krebserkrankungen im Nasenrachenraum führen können. Wird Formaldehyd im Rahmen einer Impfung in den Körper eines Kindes gespritzt, scheint das nicht zu gelten.

Gefahrstoffkennzeichnung des BfR: *giftig bis sehr giftig, gesundheitsschädlich, ätzend.*

Aluminiumhydroxid: wird seit längerer Zeit kontrovers diskutiert. Insbesondere als Zusatzstoff für einen Schweiß reduzierenden oder „austrocknenden Effekt" in Deodorants und Antitranspirants. Aluminiumhydroxid wird eingesetzt als Wirkungsverstärker in Impfstoffen. Besser gesagt: Ohne Aluminiumhydroxid reagiert das Immunsystem gar nicht. Es *muss* ein potentes Gift verabreicht werden, damit das Immunsystem überhaupt reagiert.

Es existiert bereits ein Film[35], welcher über das Gefahrenpotenzial von Aluminium aufklärt, auch Patienten kommen darin zu Worte. Daneben laufen medizinische Studien, welche nachweisen sollen,

---

[33] Bundesinstitut für Risikobewertung
[34] http://www.bfr.bund.de/cm/343/toxikologische_bewertung_von_formaldehyd.pdf
[35] Bert Ehgartner: „Die Akte Aluminium"

dass Aluminiumhydroxid Demenzerkrankungen wie Alzheimer oder frühzeitigen Gedächtnisschwund und Konzentrationsverlust hervorrufen oder begünstigen kann. Ich vermute vorsichtig, dass es sich um Studien handeln könnte, welche genau das Gegenteil belegen werden. Hartnäckig stelle ich auch hier wieder die Frage:

- Wer könnte ein Interesse daran haben, dass Kinder bereits frühzeitig an Demenz erkranken?
- Wer profitiert davon, wenn Kinder früh dement werden, noch lange leben und große Gesundheitskosten verursachen?

Habe ich bereits erwähnt, dass Aluminiumhydroxid biologisch *nicht* abbaubar ist? Echt witzig ist die offizielle Gefahrstoffkennzeichnung des BfR: *keine.*

Bei den weiteren Inhaltsstoffen habe ich mich beschränkt auf mehr oder weniger unnatürliche Substanzen, die in irgendeiner Menge in Impfstoffen enthalten sind und dem Körper schaden könn(t)en. Verwendungszweck und Gefahrstoffkennzeichnung sind aufgeführt.

Nur damit das nicht unerwähnt bleibt: Natürlich gibt es auch weniger schädliche Stoffe in Impfstoffen, beispielsweise Wasser. Die Tatsache, dass die Gefahrstoffkennzeichnung einer Substanz mit *„keine"* angegeben wird, besagt (*siehe Aluminiumhydroxid)* allerdings nichts über deren potenzielle Schädlichkeit. Und: In einem Impfstoff sind *nicht gleichzeitig alle* schädlichen Substanzen enthalten.

Weitere Inhaltsstoffe:

Aluminiumphosphat:
- Ein Säurehemmer. Wird auch bei der Herstellung von Antazida *(Medikamente gegen saures Aufstoßen)* eingesetzt.
- Gefahrstoffkennzeichnung: ***Achtung: reizend***

Bernsteinsäure:
- Auch bekannt unter dem Namen E363; ein Geschmacksverstärker. Wird auch verwendet bei der Herstellung von Kunstharzen und Weichmachern.
- Gefahrstoffkennzeichnung: ***Achtung: reizend***

Diphtherietoxoid *(Toxoid = giftähnlich)*:
- Das „entgiftete" Diphtherietoxin. Hemmt als Diphtherietoxin die Neubildung von Körpereiweißen *(Proteinen)*.
- Gefahrstoffkennzeichnung: ***keine***

Gelatine:
- Ein Stabilisator. Ein Stoffgemisch aus tierischen Proteinen von Schweinen und Rindern. Kommt beispielsweise auch in Gummibärchen vor.
- Gefahrstoffkennzeichnung: ***keine***

Gentamycin:
- Antibiotikum

- Gefahrstoffkennzeichnung: *Gefahr: gesundheitsschädlich*

Glutaraldehyd:
- Ein Zwischenprodukt der chemischen Industrie. Findet in Desinfektions- und Konservierungsmitteln Verwendung; ist auch in Lösungen zum Gerben von Leder und als Einbalsamierungsflüssigkeit anzutreffen.
- Gefahrstoffkennzeichnung: *Gefahr: sehr giftig, gesundheitsschädigend, ätzend, umweltgefährlich*
- Auf Sicherheitshinweisen findet man Texte wie: *„Glutaraldehyd ist giftig und verursacht schwerwiegende Augen-, Nasen-, Hals- und Lungenreizungen, die mit Kopfschmerzen, Benommenheit und Schwindel einhergehen."*

Kaliumthiocyanat:
- Wird in der chemischen Industrie unter anderem verwendet für die Herstellung von Kältemischungen, Schädlingsbekämpfungsmitteln, Kunststoffen und Metallbeizen. Außerdem dient es in der Fotografie zum Tönen von Bildern.
- Gefahrstoffkennzeichnung: *Achtung: gesundheitsschädlich*

Natriumborat (Borax):
- Kommt zum Einsatz als Insektizid *(in Ameisenfallen)* und als Waschmitteltensid. Holz- und Flammschutzmittel, Putz- und Bleichmittel ent-

halten ebenfalls Natriumborat. Als Lebensmittel-zusatzstoff(!) trägt es die Bezeichnung E285.

- Gefahrstoffkennzeichnung: *Achtung: gesund-heitsschädlich*
- Auf Sicherheitshinweisen findet man Texte wie: *„Borax kann bei Haut- oder Augenkontakt sowie beim Einatmen des feinen Pulvers Entzündungen hervorrufen. Bei Verschlucken kann es zu Reizun-gen des Magen-Darm-Trakts kommen; größere Mengen wirken tödlich."*
Wie beruhigend.

Neomycin:
- Antibiotikum
- Gefahrstoffkennzeichnung: *keine(!)*

Phenoxyethanol:
- Wird als „Puffer" verwendet *(Ausgleich im Säure-Basen-Haushalt)*. Im Einsatz als Betäubungsmittel und Narkotikum für Fische.
- Gefahrstoffkennzeichnung: *Achtung: gesund-heitsschädlich*
- Auf Sicherheitshinweisen kann man Texte finden wie: *„Phenoxyethanol kann Allergien vom Typ 4 in Form von Kontaktekzemen auslösen." (Typische Typ 4-Allergien sind beispielsweise: Nickelallergie, chronischer Schnupfen, Neurodermitis, Asthma, chronisches Asthma).*

Polymyxin:

- Antibiotikum; Neurotoxisch *(= Nervengift)*; Nephrotoxisch *(= Nierengift)*
- Gefahrstoffkennzeichnung: *(Polymyxin B: **keine**; Polymyxin E: **Gefahr**)*

Rinderserum:

- Eiweiß *(Protein)* aus Rinderblut. Nährmedium für Gentechnik, Kosmetikindustrie und medizinische Grundlagenforschung
- Gefahrstoffkennzeichnung: *keine*

Streptomycin:

- Antibiotikum, wird in der Landwirtschaft unter anderem zur Bekämpfung von Feuerbrand *(schwere Krankheit von Obstbäumen)* eingesetzt.
- Gefahrstoffkennzeichnung: *Achtung*
  Auf Sicherheitshinweisen kann man Texte finden wie: *„Bei längerer Einnahme können Schäden am Gehör und an den Nieren entstehen."*

Tetanustoxoid *(Toxoid = giftähnlich)*:

- Das inaktivierte Tetanustoxin. Tetanustoxin ist das zweitstärkste bakterielle Gift nach Botulinum-Toxin (Botox). Wird nach der „Entgiftung des Gifts" *(durch Formaldehyd)* an Aluminiumhydroxid gebunden.
- Gefahrstoffkennzeichnung von Tetanustoxin *(Tetanospasmin)*: *Gefahr: sehr giftig*
- Gefahrstoffkennzeichnung von Tetanustoxoid: *keine*

Tetracyclin:
- Breitbandantibiotikum. Wird von Aluminium in-aktiviert – das im selben Impfstoff vorkommt (z.b. *FSME-Impfung: „Encepur Kinder" von Novartis*).
- Gefahrstoffkennzeichnung: *Achtung: gesundheitsschädlich*

Trägerprotein:
- Daran binden sich die abgetöteten Viren, damit eine Immunreaktion ausgelöst werden kann.
- Gefahrstoffkennzeichnung: *keine*

Trometamol *(TRIS)*:
- Stabilisator, alkalisierende Substanz, wird als Puffer verwendet *(Ausgleich im Säure-Basen-Haushalt)*.
- Gefahrstoffkennzeichnung: *Achtung: reizend*

Bemerkenswert: Die Gefahrstoffkennzeichnung der beschriebenen Substanzen gilt NICHT für Fertigarzneimittel *(= Medikamente, Impfungen)*. In der europaweit geltenden Richtlinie[36] werden diese explizit aus dem Chemikalienrecht ausgeschlossen.

**Wenn Gift nicht mehr giftig ist,
ist Dunkelheit nicht mehr dunkel
und Wahrheit nicht mehr wahr.**

---

[36] EG-Richtlinie 67/548/EWG

Anhang II – Informationsquellen

Literatur

- **Leben ohne Impfung,** Bachmair, Andreas, BoD Verlag, Books on Demand
- **Risiko und Nebenwirkung Impfschaden**, Bachmair Andreas, Eigenverlag
- **Impfen – das Geschäft mit der Angst**, Buchwald, G., Dr. med., emu Verlags-GmbH
- **Der Rückgang der Schwindsucht trotz „Schutz"-Impfung**, Buchwald, G., Dr. med., Hirthammer Verlag
- **Impfschutz für Kinder**, Cournoyer, C., Fit fürs Leben Verlag
- **Dreifachimpfung, ein Schuss ins Dunkle**, Coulter, H. Dr. und Fisher B., Barthel & Barthel Verlag
- **Impfungen, der Grossangriff auf Gehirn und Seele**, Coulter, H. Dr., Hirthammer Verlag
- **Impfschutz, Irrtum oder Lüge?**, Delarue, S., Hirthammer Verlag
- **Impfungen der unglaubliche Irrtum**, Delarue, F. und S., Hirthammer Verlag
- **Die Impfentscheidung**, Graf, F., Dr. med., Sprangsrade Verlag
- **Nicht impfen, was dann?** Graf, F., Dr. med., Sprangsrade Verlag

- **Sind Impfungen sinnvoll? Ein Ratgeber aus der homöopathischen Praxis**, Grätz, J.-F., Dr., Hirthammer Verlag
- **Impfratgeber aus ganzheitlicher Sicht**, Kneiss, G., Dr. med., Hirthammer Verlag
- **Impfen – das Geschäft mit der Unwissenheit**, Loibner, J., Dr. med., Eigenverlag
- **Rund ums Impfen**, Petek-Dimmer, A., und Emmenegger, J., Verlag Netzwerk Impfentscheid
- **Kritische Analyse der Impfproblematik. Band 1 und Band 2**, Petek-Dimmer, A., Verlag Netzwerk Impfentscheid
- **Impfreaktionen**, Quast, U., Thilo, W., und Fescharek, R., Dres., Hippokrates Verlag
- **Das Tabu der Impfungen**, Schär-Manzoli, M., Dr., Eigenverlag
- **Impfungen, Immunschwäche und plötzlicher Kindstod**, Scheibner, V., Dr., Hirthammer Verlag
- **Impfschäden**, Similia: Die Zeitschrift für klassische Homöopathie, Ausgabe 17, 1996, Spezialnummer, Homöosana AG
- **Impfkompendium**, Spiess, H., Dr. med., Thieme Verlag
- **Goldrausch, Oder die Frage: Sind Impfungen notwendig, geeignet und zumutbar?** Splittstoesser, W., Dr. med. Eigenverlag
- **Die Tetanus-Lüge**, Tolzin, H., Tolzin Verlag
- **Die Seuchen-Erfinder**, Tolzin, H., Tolzin Verlag
- **Impfen**, Trappitsch, D., Nietsch Verlag
- **Lesen Sie dieses Buch bevor Sie Impfling**, Zoebl, A. M., Dr. med., Verlag Netzwerk Impfentscheid

Film-Material

- DVD Doku
  Wir impfen nicht!
  Michael Leitner

Wichtige Adressen

Schweiz
> **Netzwerk Impfentscheid**
> Wetti 41,
> CH-9470 Buchs SG
> info@impfentscheid.ch
> www.impfentscheid.ch
> Tel. +41 (0)81 633 12 26

Österreich
> **AEGIS Österreich**
> Ligist 89
> A-8563 Ligist
> info@aegis.at
> www.aegis.at
> Tel. +43 0314 329 73 13

Luxembourg
> **AEGIS – Luxembourg**
> BP 120
> L-8303 Cap
> contact@aegis.lu
> www.aegis.lu
> Tel. +35 22 739 76 81

Deutschland

Schutzverband für Impfgeschädigte e.V.
Beethovenstrasse 27
D-58840 Plettenberg
SFI-EV@t-online.de
www.impfschutzverband.de
Tel. +49 (0)23 911 06 26

Libertas & Sanitas e.V.
Postfach 1205
D-85066 Eichstätt
info@libertas-sanitas.de
www.libertas-sanitas.de
Tel. +49 (0)84 219 90 37 07

Netzwerk für unabhängige Impfaufklärung (NEFUNI)
Widdersteinstrasse 82
D-71083 Herrenberg
moderator@impfkritik.de
Tel. +49 0791 2041 1247

Südtirol / Italien

AEGIS Südtirol
Koflerstrasse 16
I-39030 Pfalzen
info@aegis-tirol.it
Tel. +39 0474 528 256

Europäische Organisation
European Forum for Vaccine Vigilance
www.efvv.eu

Im Internet

- www.impfentscheid.ch
  Offizielle Website des Netzwerks Impfentscheid
- www.aegis.at
  Aktives Eigenes Gesundes Immun System Österreich
- www.impffrei.at
  Gut gegliederte Informations-Website.
- www.impfkritik.de
  Gut recherchierte Website von Hans Tolzin, Autor mehrerer impfkritischer Bücher
- www.impf-report.de
  Zeitschrift für unabhängige Impfaufklärung (Mitgliederzeitschrift des Netzwerks Impfentscheid)
- www.rolf-kron.de
  Umfangreiche und empfehlenswerte Seite eines Arztes
- www.impfschaden.info
  Umfangreiche Informationen zu einzelnen Impfungen und Impfschäden, Literaturtipps
- www.impf-info.de
  Basisinformationen zu Krankheiten und Impfungen
- www.impfschutzverband.de
  Selbsthilfegruppe für Impfschadenopfer und deren Angehörige
- www.artis-seminare.ch
  Organisator des Impfsymposiums und Anbieter von Weiterbildung für Fachpersonen aus dem Gesundheitswesen

- www.impfen-nein-danke.de
  Umfangreiche Website Seite rund ums Impfen
- www.bfs.admin.ch
  Schweizerisches Bundesamt für Statistik, Quelle
  für Statistiken auch im Bereich Gesundheit
- www.bag.admin.ch
  Schweizerisches Bundesamt für Gesundheit,
  Quelle für staatliche Informationen zum Thema
  Impfen
  Impfbefürwortend
- www.bfr.bund.de
  Bundesinstitut für Risikobewertung
  Impfbefürwortend
- www.rki.de
  Robert Koch-Institut. Zentrale Einrichtung der
  Deutschen Bundesregierung auf dem Gebiet der
  Krankheitsüberwachung und Prävention
  Impfbefürwortend

Social Media / Facebook

Offene und geschlossene Gruppen mit Foren und
Blogs:
- **Netzwerk Impfentscheid**
- **Impfen ... NEIN danke!!!!!**
- **Impfen, Impfschaden und nun?**
- **Gegen Impfen – IMPFormier Dich!**
- **IMPFEN! Ja oder Nein**

Alle Adressen, Internetadressen und E-Mail-Adressen in diesem Buch können ohne Angabe von Gründen und ohne Vorankündigung geändert oder gelöscht werden.

Die Überprüfung dieser Adressen fand letztmals im September 2015 statt.